中医名家学术精华

全国老中医药专家

刘运耀

临证经验集萃

刘运耀 狄民 周焱冰 著

U0253680

海峡出版发行集团
THE STRAITS PUBLISHING & DISTRIBUTING GROUP
福建科学技术出版社
FUJIAN SCIENCE & TECHNOLOGY PUBLISHING HOUSE

图书在版编目（CIP）数据

全国老中医药专家刘运耀临证经验集萃 / 刘运耀，
狄民，周焱冰著 . —福州：福建科学技术出版社，
2023.6

（中医名家学术精华）

ISBN 978-7-5335-6962-4

Ⅰ . ①全⋯　Ⅱ . ①刘⋯ ②狄⋯ ③周⋯　Ⅲ . ①中医临床 –
经验 – 中国 – 现代　Ⅳ . ① R249.7

中国国家版本馆 CIP 数据核字（2023）第 068122 号

书　　名	全国老中医药专家刘运耀临证经验集萃	
	中医名家学术精华	
著　　者	刘运耀　狄　民　周焱冰	
出版发行	福建科学技术出版社	
社　　址	福州市东水路 76 号（邮编 350001）	
网　　址	www.fjstp.com	
经　　销	福建新华发行（集团）有限责任公司	
印　　刷	福州凯达印务有限公司	
开　　本	700 毫米 ×1000 毫米　1 / 16	
印　　张	10.5	
字　　数	152 千字	
版　　次	2023 年 6 月第 1 版	
印　　次	2023 年 6 月第 1 次印刷	
书　　号	ISBN 978-7-5335-6962-4	
定　　价	68.00 元	

书中如有印装质量问题，可直接向本社调换

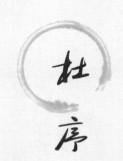

杜序

　　刘运耀主任医师，福建省名中医，被国家中医药管理局遴选为第二批全国老中医药专家学术经验继承工作指导老师。

　　刘运耀主任医师与我同窗六年，在大学期间，他就开始熟读《医学三字经》《药性赋》和《汤头歌决》，研读《黄帝内经》《伤寒论》和《金匮要略》等中医经典著作，由于中医理论基础扎实，毕业成绩优良，毕业后分配到福建省福鼎县医院〔现为福鼎市医院〕工作。在50余年临床工作中，他有坚实的中医基础理论，又精研先贤医学著作，掌握了中医之精髓，在临床工作中有自己的独到见解，既遵循古训，又有不少创新，取得了很大成绩。

　　刘运耀主任为人诚挚、谦虚、励志、好学。我与他相知数十载，深为其真切性情所动。他能深研岐黄之术，同时与时俱进，不断学习医学新知识，掌握新技术，积极探索中西医结合之道，并注重科研。他在胃病研究方面，首次提出"消化性溃疡从痈论治"，创制溃疡平胶囊，临床疗效显著，为治疗该病提出了一条新思路，并进行了基础研究，使其理论得以进一步证实和完善。

　　刘运耀主任，医术精湛、医德高尚，深得病人及社会的好评。他扶掖后学，毫无保留地将学术经验传授给学生，著书立说，为中医药的发展做出了自己的贡献。

　　本书收集了刘运耀主任的医论、临床案例和研究论文，内容翔实，既可供同道借鉴，又可供后学者学习提升，谨以为序。

原福建中医学院院长、教授　**杜建**

2022年仲夏于福州

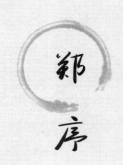

郑序

全国老中医药专家学术经验继承工作指导老师、福建省名中医刘运耀主任医师，乃余之同学与好友，20 世纪50 年代即与余同窗就读于福建中医学院（现为福建中医药大学）中医医疗专业。回望当年，适同学少年，意气风发，专心致志于学习中医药。当时，我们正值青春年华，常以革命人道主义救死扶伤精神以自勉，故而不畏辛劳，刻苦钻研，正可谓"不待扬鞭自奋蹄"。光阴易逝，韶华不再，然此情此景记忆犹新，旧时之琅琅书声似乎又萦绕于耳。余有感于斯，且拙作小诗，以纪来历："回首芸斋塪作记，无边杏苑任探寻；未来载望唯拯扼，济世功庸诚可钦。"刘主任为实现人生之理想抱负，在此时期，经过磨砺，打下了坚实的中医基础，练就了护世寿民之本事。

时光荏苒，诚如白驹之过隙，瞬间已过甲子。然而，刘主任依旧矢志于岐黄之业，致力于临床、科研及经验之传承，并且不断创新，为福建省医疗事业之发展做出贡献。

刘主任德高望重，医术精湛，医贯中医内、妇、幼诸科。如今虽耄耋之年，仍活跃于临床诊疗第一线，救治急症、危重病症的经验尤为丰富；辨证施治急腹症、发热性疾病及慢性肾炎肾衰等的见解独到，措施得宜，每每药到病除。近年，他集多年临床之经验，撰成本书，书中横云之高论足以体现其学术特点、临床特色。其基于"六腑以通为用""通则不痛"之理，善用经方论治急腹症，每获桴鼓之疗效。例如用大柴胡汤加减治疗胆囊炎、胆石症、急性胰腺炎、阑尾炎及胆道死蛔并感染等急腹症均取得满意的疗效，又如用承气汤类加减治疗幽门不全梗阻及高位小肠梗阻等亦取得较好疗效。"用药如用兵"乃至理名言，刘主任治疗某些病症，每每"出奇兵"而制胜。例如，清热解毒、化瘀生肌，原是治疗中医外科痈疡之常法，而刘主任却据此创制溃疡平胶囊用以治疗消化性溃疡，见解独到。又如，《傅青主女科》中之生化汤，乃论治产后寒凝血滞胞宫而恶露不净之妇科良方，刘主任却用此治疗因中焦虚寒而咳血不止之肺结核病，诸如此类每获意想不到之疗效。

本书名曰"集萃"，可知乃百中得一之精品。余百读不厌，细品其中高识，言虽约而旨甚远，故本书之剞劂问世，实乃杏林之幸事，且为医界增辉。中医从业者备于案头，用于指导临床，亦当得益非常。

值此佳作裒辑付梓之际，余有幸先睹为快，并受作者之雅嘱，欣然命笔为之序。

福建中医药大学教授 郑家铿

壬寅年午月于福州

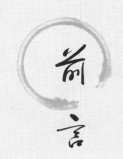

前言

　　祖国中医药学是一个伟大宝库，古医籍浩如烟海，《黄帝内经》是一部最早的较完整记载中医理论与实践的经典著作，之后历代医家均在其基础上有精辟的阐述与发挥，为中华民族几千年的繁衍昌盛做出过不可磨灭的贡献。

　　中医学的精华在于辨证论治，笔者从事中医临床工作数十载，素来注重应用历代名医之经典著作的理论指导临床，如善用张仲景之《伤寒论》《金匮要略》的六经辨证理论及其经典名方于临床诊疗，喜用四逆散、大柴胡汤、大陷胸汤及大承汤类治疗急腹症，均取得良好效果，使病人免于手术之苦；同时又运用温病学派叶天士、吴鞠通的卫气营血与三焦辨证法，诊治诸多急性发热性疾病，亦取得良效。对于许多慢性病，如"消化性溃疡从痈论治"是在中医痈疡理论基础上提出的，亦取得满意的临床疗效；又如糖尿病（消渴）的"补肾化瘀"治则，是在张仲景《金匮要略》"瘀血作渴"思想及清代唐容川《血证论》"瘀血发渴"观点的共同启发下提出的。

　　现笔者年逾八旬，耄耋之年，为弘扬祖国医学之精华，谨将笔者长期实践所获心得体会，编撰成书，抛砖引玉，供同道参考。本书亦可供院校师生、中医临床实习医师及基层中医师参考。本书医案由于历史原因涉及个别国家保

护动物，今临床应用均宜用其自然淘汰品或替代品入煎剂。笔
者学识有限，所做的学术及理论探研难免有错漏之处，盼予批
评批正。

刘运耀

2022 年 12 月于福建福鼎刘氏医寓

目录

129 | 第四章　薪火传承

第一章 名医简传

第一节　名医简介

　　刘运耀，男，1939 年 9 月出生，籍贯福建省福州市。1965 年毕业于福建中医学院医疗系本科（六年制），毕业后分配到福鼎县医院工作至退休。主任中医师，曾任福建省福鼎市医院中医科主任、福鼎市中医药学会副会长、宁德地区中医药学会副会长。从事中医临床工作 58 年，临床经验丰富，在省、地、市享有盛誉。擅长中医内科、中医妇科，特别专于胃病，如胃、十二指肠溃疡，胃下垂，慢性萎缩性胃炎等的证治。1990 年在国内创新性地提出"消化性溃疡从痈论治"的理论，并研制溃疡平胶囊，于 1994 年获宁德地区科技进步奖。于医学刊物发表论文 20 余篇，著有《刘运耀急难重症医论与验案选》，其于2010 年由中国中医药出版社出版。1994 年被福鼎县政府选为专业技术拔尖人才，享受宁德地区政府特殊津贴，1997 年被人事部、卫生部、国家中医药管理局遴选为第二批全国老中医药专家学术经验继承工作指导老师，2013 年被福建省卫生厅评选为首批"福建省名中医"。

第二节 学术特点

刘运耀主任医师 1965 年毕业于福建中医学院医疗系六年制本科。临床近 60 年，学验俱丰，医德高尚。兹撷要如下。

一、治学严谨，弘扬中医精华

刘主任一贯注重继承中医精华，从《黄帝内经》《本草纲目》《伤寒论》《金匮要略》等经典著作到《汤头歌诀》这样的通俗中医读本，他都研读不倦，临床时自然胸有成竹，而对于中医学院的各版教材，他更是十分重视。他认为每一版的教材都是汇聚了历代中医的理论和实践精华，集中了当代大批中医名家的智慧，一定程度上代表了中医的进步成果和发展方向，每一位从事中医药工作的人都应该花大气力研读。他认为，对于中医传统理论，首先是要继承，没有继承，何来发展，在实践过程中加深理解，去芜存精，如此才对得起老祖宗留下的这一笔巨大的财富。

1. 善用经方治疗急重症

刘主任临床用药的一个鲜明的特点，就是善用《伤寒论》《金匮要略》里的方剂，也就是通常所说的"经方"，且常在中医急重症的治疗中应用经方以取得疗效，以急腹症的治疗为例。

◆ 病案 1

陈某，女，65 岁。

右上腹持续性疼痛阵发性加剧 1 日入院，伴寒热往来，体温 39.2℃，便秘 2 日，巩膜轻度黄染，右上腹拒按，墨菲氏征阳性。脉细弦数，舌红苔黄腻，血常规提示白细胞（WBC）总数 20.6×10^9/L，中性粒细胞比例 0.89，B 超提示胆囊炎、胆石症。中医诊断：脘胁痛，拟为少阳胆腑湿热阻滞，阳明大肠热结不通。治仿仲景大柴胡汤加减：柴胡 10g、郁金 10g、白芍 15g、枳壳 10g、黄芩 15g、金银花 30g、茵陈 30g、川楝子 10g、元胡（延胡索）10g、大黄（后下）10g、芒硝（分冲）15g、甘草 5g、紫雪散 2 支，日服 2 剂，配合针刺内关、胆

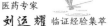
囊穴。服药后排便 4 次，次日痛除热解。

◆ 病案 2

蓝某，女，40 岁。

右上腹痛阵发性加剧 7 日，近 2 日痛连左胁并放射左肩背，伴畏冷发热，恶心呕吐。察病人呻吟不休，面目发黄，额上冷汗，四肢不温，体温 37.8℃，血压 80/58mmHg，上腹拒按，脉细数无力，舌暗红、苔黄厚干。询之大便虽通但不畅。血常规提示：白细胞总数 23.1×10⁹/L，中性粒细胞比例 0.8，尿淀粉酶 1024U/L。西医诊断：急性胆道感染继发胰腺炎，早期中毒性休克。中医辨证：肝胆湿热蕴结、耗伤气阴兼血瘀。方选大柴胡汤合茵陈蒿汤加减：柴胡 10g、白芍 15g、枳壳 10g、半夏 10g、郁金 10g、黄芩 15g、金银花 30g、蒲公英 20g、茵陈 30g、栀子 10g、大黄（后下）15g、元胡 10g、川楝子 15g、牡丹皮 12g、赤芍 12g、党参 30g、麦冬 20g、甘草 6g。配合生理盐水输液，药进 3 剂大便通泄 3 次，腹痛缓解，四肢转温，血压 98/68mmHg，复查尿淀粉酶降至 125U/L，按原法加减治疗 4 日病愈出院。

◆ 病案 3

吴某，男，32 岁。

上腹部胀痛阵发性加剧 3 日入院，伴食入即吐，便黑 3 天。检查：胃振水音（＋），肠鸣音减弱，脉弦细，舌质紫，苔厚腻微黄。血常规提示白细胞总数 12.4×10⁹/L，中性粒细胞比例 0.76，尿淀粉酶 32U/L，大便隐血阳性。既往有消化性溃疡史。胃肠造影诊断：幽门不全梗阻。中医病因病机分析：饮食不节，湿热内蕴，脾胃气机紊乱，气滞血瘀，升降失司。治用仲景桃核承气汤加减：桃仁 10g、大黄（后下）12g、厚朴 30g、枳壳 15g、丹参 15g、木香 10g、半夏 15g、元胡 10g、川楝子 15g。药进 2 剂后，吐止，矢气转，腹胀减，舌苔转变薄，后加公丁香再进 1 剂，大便通下色黑，痛缓解，调理 1 周症愈。

◆ 病案 4

程某，女，35 岁。

右上腹阵发性绞痛 7 日入院，伴畏冷发热，恶心呕吐，右上腹膨隆拒按，触及右肋下肿块 4cm×5cm，脉弦数，舌红，苔黄厚腻，巩膜黄染。血常规提

示白细胞总数 16×10^9/L，中性粒细胞比例 0.8，嗜伊红粒细胞（嗜酸性粒细胞）比例 0.05。B 超提示右肝肿大，肝内胆管结石，胆囊肿大，胆总管下段索条状（蛔虫）阻塞。中医辨证：肝胆湿热郁遏，蛔虫上蹿，气机阻滞。治用四逆散加味：乌梅 30g、柴胡 15g、白芍 15g、枳壳 10g、元胡 15g、川楝子 10g、郁金 10g、黄芩 15g、半夏 10g、金银花 30g、大黄（后下）15g、芒硝（分冲）12g，日服 2 剂，配合针刺内关、胆囊穴，强刺激留针，日 2 次。服药后便下多次，痛缓解。减硝黄量，再剂，3 日后病痛完全消除，黄疸退净。右胁下肿块消失，B 超复查，胆蛔消失，胆囊肿大消失。

◆　病案 5

朱某，女，30 岁。

全腹胀痛持续 3 日入院，伴心下痞满而烦，呕吐食物，便秘。检查：腹胀拒按喜凉，下腹部按痛明显，上腹肠鸣音亢进，脉弦大，舌红苔黄厚腻。血常规提示白细胞总数 13.6×10^9/L，中性粒细胞比例 0.78。腹部 X 线透视：小肠高位梗阻。中医诊断：阳明腑实证。方选大承气汤加味：厚朴 30g、枳壳 15g、大黄（后下）15g、芒硝（分冲）12g、莱菔子 30g、黄芩 15g、金银花 30g。药进 3 小时后排便 1 次，下蛔虫数条，按原方减硝黄量加乌梅、槟榔，再进 2 剂而痊愈出院。

◆　病案 6

陈某，女，37 岁。

右下腹持续性腹痛放射腰部 1 日入院，伴畏冷发热。检查：下腹均有压痛，以麦氏点为明显，反跳痛阳性。脉细数，舌红苔黄。血常规提示白细胞总数 17.5×10^9/L，中性粒细胞比例 0.81。西医诊断：单纯性阑尾炎。中医诊断：肠痈。治拟四逆散合大黄牡丹皮汤：柴胡 10g、白芍 15g、枳壳 10g、川楝子 10g、元胡 15g、大黄（后下）15g、芒硝（分冲）10g、桃仁 10g、牡丹皮 10g、蒲公英 20g、甘草 5g。日服 2 剂，便通腹痛减，次日再进 2 剂便泄 3 次，痛消除。刘主任指出，凡属痉挛性痛，有阵发性加剧者，如胆道蛔虫、急性胃肠炎、消化性溃疡，可用四逆散合金铃子散以理气解痉、缓急止痛，芍药量宜大。凡属梗阻性痛，胀痛明显，如肠梗阻，多为里实热结，宜用承气汤之类。凡痛涉及肝胆区及其经脉分野者，如胆囊炎胆石症、胰腺炎、阑尾炎，选用大柴胡汤加减。刘主任强调说，治疗重在"通"字，应每日服 2 剂，其大黄量不可少。且后入药于去药渣之药液中微沸为度，厚朴量大可达 30g，令"通则不痛"。不过，本类方药易伤阴耗气，不可久用多用，得泻 3~5 次即可。

2. 善用经方治疗常见病、多发病

应用经方治疗临床常见病多发病，刘主任更是驾轻就熟，运用自如。以半夏泻心汤为例，仲景在《伤寒论》《金匮要略》中以其治疗心下痞满，兼呕吐肠鸣的胃肠病，刘主任常用以治疗胃脘痛。他认为，胃脘痛属虚实寒热错杂型者，与仲景笔下之"痞证"相比，在病位与症状上有相似之处，在病因病机上有共同特点，脾虚胃热，寒热互结，虚实夹杂，其诱因为劳倦或饥饱失常，损伤脾胃使其虚，恣食辛热、饮酒、饮冷致其实，寒热互结，虚实相搏而发病，而半夏泻心汤组方是辛温苦寒并用，补虚泻实兼施，正合上述病情。刘主任指出，凡遇胃脘痛证，压痛不明显（按之柔软不鞭痛），有痞闷胀塞感，或兼有恶心呕吐，嗳气，脉细或弦缓重按无力，舌淡红或红，苔黄腻或黄白相间等症，现代医学诊断为慢性胃炎，胃、十二指肠溃疡者，辨证多属寒热虚实错杂证候，适用半夏泻心汤为主方加减，疗效颇为满意，每用数剂之后，心下痞闷胀塞及呕恶等症明显减轻，舌苔逐渐消退，痛症缓解。刘主任说，在诊断和疗效观察上，舌象变化是重要客观指标，治疗前多为淡红或红舌，苔多为黄腻或黄白相兼，治疗好转后转为淡红舌、薄白苔或薄黄苔。在此介绍两个典型病案。

◆ 病案 1

叶某，男，41 岁。

胃脘部反复疼痛 2 年，屡治罔效，近 1 周来因劳累而胃脘痛加剧，伴呕吐胃内容物。病人素有饮酒史。检查：胃脘部压痛明显，脉弦缓，舌红苔黄厚腻。服用黄连温胆汤加味剂，症虽稍减，但仍作痛，苔未化。5 月 4 日改服半夏泻心汤加减：半夏 12g、黄芩 10g、黄连 6g、干姜 5g、党参 20g、竹茹 15g、蒲公英 15g、白芷 10g、元胡 10g。3 剂后，胃脘痛明显好转。胃镜检查：食管下段黏膜轻度糜烂，胃窦部黏膜轻度凹凸不平。十二指肠球部变形，前壁见一不规则溃疡面。自服半夏泻心汤加减后，再不更方，至 5 月 13 日患者舌苔退净，胃痛解除，再予原方巩固疗效，至 6 月 16 日痊愈出院，随访半年胃痛无发作。

◆ 病案 2

吴某，男，39 岁。

病人诉因饮食不洁而腹痛泄泻，经用葛根芩连汤合藿砂夏苓汤而腹痛停止，但仍胃脘胀闷疼痛，舌苔黄厚。询问其原有十二指肠球部溃疡史十余年，胃镜检查报告：食管炎，慢性浅表性胃炎，十二指肠球部溃疡。方用半夏泻心汤加减：半夏 10g、黄连 6g、黄芩 10g、党参 20g、干姜 6g、蒲公英 15g、白芷 10g、海螵蛸 10g、浙贝母 10g、元胡 10g、炙甘草 5g。6 剂胃痛止，舌苔薄黄，不更方继服 2 月停药，胃痛无再作，观察半年胃痛无复发。

3. 善用经方加减治疗不全流产

不全流产是妇产科常见病之一，中医名之为"胎漏"。刘主任以《金匮要略》中的桂枝茯苓丸为基本方随症加减，用于治疗本病，取得了很好的效果。

◆ 病案 1

欧某，女，25 岁。

停经 54 日，近 6 日来常感下腹部疼痛，阴道持续不规则出血，时夹血块，带下黄白色伴腰酸，纳呆，四肢乏力，脉细数带滑，舌红苔黄腻。尿妊娠试验阴性。西医诊断：不全流产。中医诊为冲任亏损、气滞血瘀。治用祛瘀清热。处方：桂枝 5g、茯苓 10g、牡丹皮 10g、赤芍 10g、桃仁 6g、蒲公英 15g、黄柏 10g、车前子 10g，水煎，服 2 剂。两日后复诊：药后排出血块，随即血止，腹痛消除，唯脉仍细滑带数，舌淡红苔薄黄，腰酸，纳呆，四肢乏力。此乃邪去正虚，以补气血益肝脾、扶正培本之方调治收功。

◆ 病案 2

蔡某，女，24 岁。

停经 100 日，近半个月来下腹部时感疼痛，伴阴道少量出血 3 日，尿妊娠试验阳性，西医诊断为葡萄胎。入院后行刮宫术 2 次，失血较多，术后仍漏下不止，而请中医会诊。刻下病人下腹闷痛，恶露不止，舌暗红，伴心悸、头晕、失眠，脉细数，舌淡苔根黄。证系气血亏损，瘀浊阻滞胞宫，主以活血化瘀，扶正益气，标本兼治。处方：桂枝 6g、茯苓 10g、牡丹皮 6g、赤芍 10g、桃仁 6g、太子参 30g、当归 10g，服 2 剂。2 日后复诊，药后排出血块数团，出血减少，然小腹仍痛而拒按，脉舌如前，仍守前法，续服 2 剂。再 2 日后复诊，出血止，腹痛瘥，脉仍细数，舌淡苔薄，自觉头晕，心悸，失眠，投以益气养血安神之剂善后。

刘主任认为，桂枝温通血脉，芍药通血中之滞，牡丹皮消瘀血，桃仁破血结，茯苓渗湿下行，与桂枝同用，能入阴通阳，合而用之，实为化瘀消癥之良方，今用治不全流产下血不止，皆获良效，盖同属血瘀耳。今胎漏由于癥块不消，故漏下终不能止，若专事补血止血，则瘀者益固。

另外，刘主任在治疗盆腔炎时，亦常选用桂枝茯苓丸加蒲公英、黄柏之类，随症加减，其效亦佳。

4. 重视温病学说

在中医各家学说中，刘主任对于温病学说极为重视。他认为，自《伤寒论》《金匮要略》以后，能独树一帜，开拓中医新界的唯有温病学说，它体现了中医学的一个巨大的进步。在温病学派的代表人物中，刘主任最推崇叶桂，他说，叶桂的《外感温热篇》，创立了急性温热病卫气营血辨证施治纲领，揭示了外感温热病由浅入深地发展传变层次的诊治规律，这是他在温热病学上乃至整个中医学上的一大贡献。他对望舌、验齿、辨斑疹白㾦等的精辟阐述，为临床诊断提供了重要依据，他提出的各项临床治疗原则和具体方药，其巨大的影响力直到今天仍没有过时，可以说，是叶桂奠定了温病学说的理论基础。

通过长期的医学实践，刘主任对于叶桂的学说有了自己独到的见解，比如他说，叶氏立法，"在卫汗之可也"，所谓"汗"，并非指辛温发汗，误则伤阴助热，而是意在宣达肺卫肌表之郁热，使之轻散外透，则营卫调和，津液四布，微微汗出，不发汗而得汗，邪随汗解。斯为"汗之"之意也。对于"入营犹可透热转气"之句，刘主任分析道：叶氏为何说"犹可"，盖热邪入营，虽伤营阴，但尚未伤及肝血肾精，正气始衰尚能抗邪，仍有驱邪外出之势，故云"犹可"。叶氏为何用"透"与"转"的方法？刘主任认为：由于热伤营阴，阴血津液受灼而亏，则运行障碍，热毒壅遏，气机不畅，热难外泄，故应于清营养阴之中兼以宣畅气机，此即"透"与"转"之意；此外，因入营阶段病情多兼痰热、湿浊、瘀血、腑气不通等病理因素，阻碍气机，热毒与上述病理因素互为因果，难于祛解，故应兼以疏解宣达法，此亦"透"与"转"之意也。

对于温病卫气营血四个阶段的具体治疗，刘主任也有切合实际的发挥。如邪在卫分的用药，刘主任亦常选用银翘散或桑菊饮为主方加减，若发热甚则加青蒿、黄芩，无汗青蒿量宜重些，青蒿宣透力强，借之透热于外；黄芩清热之力强，借之清热于里。邪在气分时，其用药变化最大，刘主任常有出人意料的处方。

◆ 病案

许某，男，29 岁。

发热微恶寒，体温 39℃，伴咳嗽痰黄，左胸痛。血常规提示白细胞总数 $23 \times 10^9/L$，中性粒细胞比例 0.85。胸透：左下肺炎。脉浮数大，舌红苔黄腻。中医诊断：风温病。乃风热犯肺、表热未尽、里热炽盛，治宜疏风清热。药用：青蒿 30g、黄芩 30g、金银花 30g、葛根 30g、鱼腥草 50g、石膏 100g，水煎 2 次分服。6 小时后，体温开始下降，次日趋于正常，原方减青蒿、石膏之量继治，热无再升，其后经上方加减调治，痊愈出院。

从上方来说，药味并不多，但用量却重。取青蒿辛凉，善于透里热于外，金银花、鱼腥草、石膏性味辛寒，清热之中寓有辛散，配葛根解肌清热，黄芩直折里热，故能药到邪热渐退。此病例很能说明刘主任对于温热病的辨治特点。

二、立法处方严谨，善治疑难急重症

临床上，疑难症与急重症常会遇到，而对于这两类疾病的诊疗能力，在很大程度上可以衡量一个医生的学术水平，形成了刘主任辨证准确、立法处方严谨的风格。回顾刘主任经治的许多疑难危重症病例，常能给人以启迪。

（一）治疗慢性肾病的思路

慢性肾炎、肾病综合征、慢性肾功能减退，是临床上常见的多发病，刘主任通过多年探索，总结出一整套相对完善的诊疗思路，提高了临床疗效。以慢性肾功能衰竭（慢性肾衰）为例，刘主任主要有如下几个诊疗特点。

1. 注重温补脾肾、通阳化气

慢性肾衰者常有不同程度的水肿、少尿，并可见面色苍白或晦暗、形寒肢冷、神疲乏力、纳差便溏，舌淡胖边齿痕、脉沉弱等，显然，这属于脾肾阳虚之证。刘主任认为，本症多由肾阳虚衰，不能温养脾阳所致。亦有一部分因脾阳久虚，肾失充养则肾阳亦差。由于脾肾阳虚，导致如《景岳全书·癃闭篇》中所言"气不化水"的状况，引起水湿内潴，小便不畅。故在治疗上，根据主症不同，刘主任常选用人参四逆汤、真武汤、实脾饮、温脾汤等方为基础加减，并于母方中加入桂枝（或肉桂）以通阳助膀胱气化，达到利水的目的。而在温肾行水的基础上加用健脾利水，可显著提高消除水肿的疗效。刘主任指出，在慢性肾衰的整个病程中，脾肾阳虚为其重要病理基础。脾肾阳虚则气不行水，小便不利，以致湿浊之邪留滞为患。而湿浊留滞日久，既可热化伤阴而致阴竭，亦能寒化伤阳而致阳衰，故其治疗法则，除"急则治其标"之外，温补脾肾之虚是整个病程中的施治原则。临床上，刘主任在温肾扶阳时常首选附子，其用量随症加减，每剂 10~20g。在温补脾肾、通阳化气的同时，配合应用补精益气之品，其常用药有黄芪、人参、党参、山药、山茱萸、白术、茯苓、菟丝子、补骨脂、地黄、枸杞、肉苁蓉、巴戟天、仙灵脾（淫羊藿）、黄精、阿胶、龟板（龟甲）、鹿角胶、鹿茸等，通过临床观察，对于肾功能的改善确有一定效果，有提高肾小球滤过率，降低血中氮质潴留，改善内环境平衡紊乱的作用。

2. 适时泄浊解毒、和胃降逆

慢性肾衰是湿浊之邪内潴，消化系统症状常最先出现，亦最突出，通常始见纳呆，腹中不适，呃逆，继而出现恶心呕吐频作，或口中有尿臭味，口腔黏膜溃疡，齿龈红肿，或有腹泻，大便黏臭，舌苔多见厚腻或厚浊，此即为《证治汇补》所述："关格者……既关且格，必小便不通，旦夕之间，徒增呕恶。此因浊邪壅塞三焦，正气不得升降，所以关应下而小便闭；格应上而生呕吐……最为危候。"脾肾阳虚，湿浊内蕴，扰乱胃肠，或挟胃气上逆，或下走大肠，乃发为呕吐腹泻等症。若湿浊阻遏三焦，水道不利，致小便癃闭，尿毒潴留，与湿浊相兼为病，若邪从热化，则治疗上愈见其难。刘主任指出，在这种情况下，及时采用泄浊解毒和胃降逆为主的治疗方案，其意义不仅仅是缓解症状，更在于改善机体内环境失调，纠正氮质血症，有利于抑制肾小管高代谢，保护健存的肾单位，延缓病情的发展。在治疗上，刘主任喜欢选用苏叶黄连汤、黄连温胆汤加生大黄煎汤频服，并应用大黄、附子、牡蛎等浓煎高位保留灌肠，从而取得佳效。刘主任特别强调生大黄这一味药，因其具有通泄与化瘀两大功能，认为无论口服或灌肠，无论与温肾健脾还是活血化瘀药物配伍，均有显著减轻氮质潴留，改善微循环，延缓慢性肾衰病情进展的作用。

3. 强调活血化瘀、疏通肾络

刘主任对活血化瘀法在临床疑难重症治疗中的应用素有心得。对于慢性肾衰，他认为，本病病程甚长，久病入络，则瘀血内生，阻滞肾络。阳气亏虚，湿浊邪毒内蕴，更加瘀血相兼为病，则造成本病错综复杂，难治难愈。

参考近年来的许多科研成果，刘主任指出在慢性肾衰的过程中，无论是肾脏局部还是整个机体，都普遍存在着血瘀的病理变化，并由此影响着肾病的发展和转归。从肾来讲，在血瘀（高凝）状态下，肾血流量减少，肾小球滤过率下降，从而导致并加重了肾脏功能的衰竭。刘主任认为，中医的瘀血在某种意义上可归纳为现代病理学中的血液循环障碍，如局部缺血、瘀血、出血、血栓形成和水肿，以及结缔组织增生、变性等，显然，也概括了肾脏疾病时的肾小球内毛细血管阻塞、肾组织缺血、缺氧及纤维组织增生等病理改变。因此，适当选用活血化瘀药物以疏通肾络，祛除瘀滞，从药理学的理论来说，就是扩张血管，减少血管阻力，增加血流量，调整肾脏微循环，改善肾组织的血氧供应，软化或吸收增生性病变，增加全身和肾脏的抗病能力。显然，活血化瘀疗法对于改善慢性肾衰患者的临床症状，如消除水肿和蛋白尿，治疗肾性高血压，减轻氮质血症，防治心衰以及改善脂质代谢等有较好的效果，从而有利于延缓肾衰的发展速度。

必须指出，上述三条经验，刘主任在运用上十分灵活，根据辨证，或单独应用，或二法、三法同用，随症各有主次轻重。就目前来说，慢性肾衰仍是一个难以完全痊愈的顽症，也正因如此，中医药治疗才大有用武之地。

附刘主任治疗慢性肾衰的病例 2 则。

◆ 病案 1

黄某，男，29 岁。

反复少尿浮肿半年，加剧伴呕恶 3 日就诊。病人曾住内科诊断为"肾炎"，经治改善自动出院。病情反复，近日加剧，周身高度浮肿，腹胀如鼓，脐凸，阴囊肿大透亮，乏力；动辄气促，泛呕，不能进食 3 日，便秘，尿量极少，由家属搀扶前来就诊。检查：尿蛋白（+++），红细胞（+++），血胆固醇 7.8mmol/L，甘油三酯 3.2mmol/L，血肌酐 534mmol/L，尿素氮 20.7mmol/L。脉沉细数，舌淡胖苔白腻中微黄，两手掌紫斑明显。诊断：慢性肾炎、肾病综合征、肾功能不全。中医辨证：脾肾阳虚，水渍血瘀。治宜温补脾肾、行气化瘀利水。处方：麻黄 6g、附子 10g、桂枝 6g、白术 10g、干姜 6g、草蔻 6g、厚朴 10g、大腹皮 30g、茯苓皮 30g、猪苓 15g、泽泻 15g、丹参 15g、桃仁 10g、益母草 20g。药进 6 剂后肿退大半，腹已小，脐不凸，阴囊肿消。继用黄芪附子八珍汤加益母草、仙鹤草、阿胶、鹿胶等，肿全消，唯尿蛋白（++），血肌酐、尿素氮尚偏高些，改用金匮肾气汤加参、芪、归、金樱、芡实、丹参、益母草、六月雪、大黄等调理善后。

◆　病案 2

吴某，女，70 岁。

1 型糖尿病肾病住院内科多次，历时多年，伴高血压、冠心病、下肢神经炎、视网膜病变。本次住院肾衰卧床不起，已经西医救治多日未效。辰下：周身肿胀，脸肿不得睁，面色苍白，腹胀如鼓，呕吐、便秘多日，尿闭点滴不通，口臭，神志朦胧。脉细弦近数，舌紫淡胖边齿印，苔白厚腻中灰黄浊。检查：尿蛋白（+++），尿糖（++），血肌酐 876mmol/L，尿素氮 32mmol/L，血红蛋白 6.7g/L。曾服温脾汤及中药灌肠治疗无效。刻下辨证：肾阳衰微，水瘀互结。急宜温阳活血利水。处方：新开河参 10g、附子 12g、白术 10g、桂枝 6g、茯苓 15g、泽泻 15g、猪苓 15g、丹参 15g、桃仁 10g、牛膝 15g、吴茱萸 5g、石菖蒲 10g、远志 10g、生姜 3 片、红枣 3 枚。药进 1 剂，尿已通，再剂尿大利，呕吐止，神志清醒，大便通，肿消大半，继用附子理中汤调治症平。后因治疗目疾转福州某大医院，不料症反复，发热、咳喘，尿再闭，神志昏愦，诊断为合并肺炎。经抢救未效，其子从福州急打电话请求救治之方。乃辨证为旅途风邪袭肺所致，遂拟一方：麻黄 6g、附子 10g、细辛 6g、桂枝 6g、白术 10g、茯苓 15g、猪苓 15g、泽泻 15g，一剂灌服，尿通，神志转醒，翌日急乘车返福鼎求治，症状如前述，咳喘痰白黏难咯，听诊双肺下部湿性啰音满布，舌紫淡胖，苔厚浊底白微黄。辨证：肾阳衰微，风邪袭肺化热，水痰互结。处方：麻黄 6g、杏仁 6g、细辛 6g、附子 10g、桑白皮 10g、冬瓜仁 10g、薏苡仁 30g、鱼腥草 30g、车前子 30g、猪苓 15g、泽泻 15g、丹参 15g、葶苈子 10g、红枣 3 枚。

药进 2 剂，热退，咳喘平，二便通利，肿退。继以金水六君汤加附子、桂枝、黄芪、丹参、益母草等，调治月余症平。

本案病情垂危，1 型糖尿病肾病尿毒症，属中医"关格"症，辨证要点为肾阳衰微，治疗用药精良，首诊用春泽汤加附子，取得立竿见影之效，后又合并咳喘，用麻黄附子细辛汤加味，宣肺温阳，加桑白皮、三仁、三苓，重用车前子，合而肃肺化痰，利水平喘，终用金水六君汤加附子而收功。此案说明，中医药并非不能治危重病症，关键在于辨证准确，用药精良。

● （二）治疗急症高热的经验

急症高热是中医临床常见的急重症。在这方面，刘主任也积累了丰富的临床经验，回顾刘主任的一些典型医案，可以看出，刘主任在辨证上法度严谨，遣方用药则重点突出，配伍恰当，往往有出人意表之处。

◆ 病案 1

卢某，女，54 岁。

因外感致恶寒发热 5 日未罢，伴咽痛，咳嗽痰白黏，少汗，口干少饮，纳呆，小腹拘急，腰痛，尿频短涩痛，便秘 2 日。脉数，舌红，苔中间和根部黄厚腻。体温 39.6℃，血常规提示：白细胞总数 7.4×10^9/L，中性粒细胞比例 0.81，尿爱迪氏计数白细胞 4800 万个/12h，红细胞 1000 万个/12h，尿常规：脓球（+++），蛋白少许。既往有肾盂炎史。拟诊：膀胱湿热内蕴，外感风热袭肺。治用：荆芥 12g、淡豆豉 10g、金银花 20g、连翘 12g、紫花地丁 20g、青蒿 15g、黄芩 10g、滑石 12g、瞿麦 15g、萹蓄 15g、木通 6g、车前子 15g、藿香 10g、厚朴 6g、大黄（后下）6g，水煎，日服 2 剂，配合柴胡注射液 4ml 肌内注射，每日 4 次。药后 4 小时体温开始下降，3 日热退净。继以清热化湿收功。

◆ 病案 2

张某，男，27 岁。

寒热往来，口苦，右胸胁痛 9 日入院，体温 38.5℃，血常规提示：白细胞总数 18.7×10^9/L，中性粒细胞比例 0.87。B 超报告肝脓肿 6.0cm × 6.7cm × 8.3cm，肝穿刺抽出脓液色黄质稠，送培养有大肠杆菌生长。发病前有大量饮酒史。拟系肝胆热毒蕴积。用小柴胡汤合仙方活命饮治之：柴胡 15g、黄芩 15g、金银花 30g、紫花地丁 20g、蒲公英 20g、赤芍 10g、天花粉 12g、浙贝母 12g、薏苡仁 30g、桃仁 10g、皂角刺 10g、炮山甲（炮穿山甲）10g。每日 1 剂，药后 4 小时热开始下降，7 日热退净。1 月 19 日复查血常规提示正常，仍继解毒消脓为治。患者自动出院，B 超复查报告脓肿已缩小为 4.2cm×3.2cm。出院后继服解毒剂，随访已痊愈，B 超报告肝影正常。

◆　**病案 3**

庄某，男，28 岁。

入院前畏冷发热 4 日，咳嗽右胸痛少痰，入院后壮热口渴引饮，咳铁锈色痰，体温 39.6℃，血常规提示白细胞 16.8×10^9/L，中性粒细胞比例 0.9。X 线胸片示右下肺炎伴右胸积液。脉大数，舌红带紫，苔干黄。此仍肺热壅盛，处方：生麻黄 6g、杏仁 10g、石膏 50g、金银花 30g、连翘 12g、桔梗 10g、紫花地丁 20g、知母 10g、干苇茎 15g、桃仁 6g、牡丹皮 10g、鱼腥草 30g，每日 2 剂，配合柴胡针 4ml 肌内注射，每日 2 次，鱼腥草针 4ml 肌内注射，每日 4 次，另加番泻叶 3g 泡饮通便，3 日热始降，4 日热退净。继以清肺解毒收功。6 月 5 日复查血常规及胸片均正常。

◆　**病案 4**

陈某，女，62 岁。

以反复发作右上腹痛十余年，复发 2 日伴憎寒、身热、肢厥、黄疸入院。入院时体温最高 38.7℃，血常规提示白细胞 13×10^9/L，中性粒细胞比例 0.8。B 超检查提示肝肿大，肝内胆管有多个结石影，最大 1.6cm，胆总管扩张并有多个大小不等结石影。脉细数无力，舌红苔薄黄。此系肝胆积热成石。急针刺胆囊穴，肌内注射柴胡针 4ml，每日 3 次，银黄注射液 4ml，每日 4 次，服**柴胡桂枝汤**加味：柴胡 15g、黄芩 10g、半夏 10g、桂枝 10g、白芍 15g、枳壳 10g、元胡 10g、川楝子 10g、郁金 10g、鸡内金 10g、大黄（后下）10g、芒硝（分冲）10g、太子参 30g、甘草 6g、生姜 3 片、红枣 3 枚。上述治疗 2 日热开始退，3 日热退净，病亦除，黄疸明显消退。

刘主任认为，诊治高热必须坚持中医特色，辨证用药时按不同病情重用一二味退热力强的中药，如表证重用荆芥，半表半里证重用柴胡或青蒿，里热重用石膏或大黄。其次还不应忽视辨病选用有专效药物。用药剂量必须足够，1日可1~3剂，使病人体内血中药的浓度保持一定量。此外，中草药针剂针刺穴位封闭，药液擦浴等亦有助退热。

● （三）治疗血证的经验

血证亦为临床急重症。对于血证的治疗，刘主任总结出一套以五脏辨证为核心的中医诊疗思路，在临床上取得较好的治疗效果。这一思路，与传统和教材上的经典思路相比，既有继承又有发挥，实用性强，给人以启迪。谨录以下病案以说明。

◆ 病案

洪某，男，18岁。

病人缘于反复皮肤瘀斑、关节肿痛14年，右侧腹部痛、面色苍白3日而住入内科病房，诊断为"血友病"，经西医输血，并应用止血剂、激素等治疗，症情未明显好转，于3月6日伴发高热，体温39.2℃，邀会诊。症见面色苍白，自诉发热，口干，心烦失寐，盗汗，右腹肿块胀痛，便结溲短赤。摸之右腹肿块压痛明显，约20cm×15cm大小，皮色无变。诊脉虚细数，舌尖淡红，苔薄黄而干，以此脉症合参，拟为素体阴虚，心火偏亢，迫血妄行，瘀热搏结，气阴两虚。方处犀角地黄汤合生脉散加减：水牛角（先煎）10g、阿胶（烊冲）10g、山茱萸10g、生晒参（另炖冲）10g、生地黄20g、赤芍12g、三七粉6g、五味子6g、麦冬15g、生黄芪30g、浮小麦30g、煅龙牡（先煎）30g、红枣5枚、炙甘草10g。2剂水煎服。二诊：服上方，盗汗减少，大便通畅，继原方续服2剂。三诊：盗汗止，右腹肿块渐软，唯时时发热，面赤，自汗出。仍守原方再进3剂。四诊：自汗止，右腹肿块渐消，但右腿髋微肿而痛。仍守原方去生黄芪、浮小麦、龙牡，加怀牛膝12g。3剂水煎服。五诊：服上方腿髋痛减轻，但双肘关节处又作微肿而痛，再继前方加桑枝15g，3剂水煎服。嗣后诸症好转，谨守前方去牛膝、桑枝，继服10余剂，症愈出院。

● （四）治疗脑栓塞经验

脑栓塞形成是常见危急重症，大多数表现为骤发偏瘫失语等，历代医家及当代名家对该病的认识各有见地。刘主任积30多年的临床实践经验，从痰瘀入手进行辨治，效果明显，其思路与方法有独到之处。

1. 病因病机主要在痰瘀阻滞脉络

脑栓塞形成属中医"中风"范畴。古代医家对"中风"之说各异，刘运耀主任在博采众家之长的基础上，指出脑栓塞形成的病因病机，有两家学说较为深切，一是《景岳全书·厥逆》篇中"痰火上壅之中风"说，颇有见地；二是王清任在其《医林改错》中所创的治偏瘫名方"补阳还五汤"，从药物组成可以看出其重在益气化瘀通络。刘主任认为，痰浊和血瘀这一对致病因素，在脑栓塞形成中至关重要。人至中年之后，脾运减退，痰浊内生，痰浊流滞于脉络，阻碍血行，则血液涩滞，造成瘀血内阻，反过来又导致津液不得流通输布，亦可凝聚成痰，痰瘀相互作祟而发病。刘主任结合现代医学缺血性中风病之血液流变学的理论，认为所谓痰和瘀，其实就是津液与血液的流态异常，最终导致血液的粘滞状态，易致微循环障碍，微血栓形成。这种变化，与中医的"痰""聚""瘀"等的病理认识是一致的。刘主任上述关于脑栓塞形成的痰瘀相兼为病的论点，对于临床治疗有着很强的指导意义。

2. 在辨证论治基础上突出化痰行瘀

脑栓塞形成属中医"中风"范畴，以偏瘫、失语等中经络症为多见，而出现突然昏仆不省人事的中脏腑症较少，但治疗不及时或不当，病情也会呈渐进性或阶段性发展。传统中医对中风的认识较复杂，有责之于气血亏虚络脉空虚者；有责之于精血不足肝肾阴虚者；有责之于肝风心火相煽气血并走于上者；有责之于脾湿生痰肝火炼液成痰者，由此造成临床分型辨治时莫衷一是，令后学者常常有不得要领之惑。刘主任通过反复的临床探索，指出在脑栓塞形成的治疗上，辨清其标本缓急是十分重要的，但同时又必须认识到，作为一种临床急症，在脑栓塞形成这一特定的病理变化过程中，相对"本虚"而言，"标急"始终是矛盾的主要方面，因此，刘主任在辨治本病时，一个鲜明的特点就是在辨证论治的基础上突出化痰行瘀，以期迅速疏通脑络，减轻脑部受损程度，以挽救生命，促进脑功能尽早恢复。大量的实验资料表明，化痰行瘀类方药有抑制血小板凝集、降低血凝度、扩张血管、改善微循环、增加脑血流量及供氧等多种功效。

根据上述认识，在具体治疗中，刘主任将脑栓塞形成简要地分为两型进行辨治。两型共同的病理基础都是痰瘀阻滞脉络，其共同的主症都是半身不遂、舌强语謇、口舌歪斜、偏身麻木，但由于有平素脏气虚弱和素体阳亢或热盛的差异，两型在临床上又呈现不同的症候特点。

脏气虚弱型：除上述主症外，尚有肢体软弱，手足肿胀，面色苍白，气短乏力，痰涎较多等，舌质暗淡，苔白腻，脉细涩或细缓。处方用补阳还五汤合二陈汤，并送服人参再造丸。

阳亢热盛型：除主症外，尚有眩晕头痛，面赤心烦，口苦口黏痰多，便秘尿黄等，舌质暗红，苔黄腻或灰黑，或干燥少津，脉弦滑。处方用血府逐瘀汤加钩藤、石决明、菊花、胆南星、瓜蒌、鲜竹沥、生大黄等，并送服华佗再造丸。

上述两型在用药时，均加丹参、水蛭、牛膝、鸡血藤、桑枝等，以加强化瘀通络之力。刘主任指出，上述治疗思路和方法，不仅适用于脑栓塞形成的急性期，而且也适用于病程超过 4~6 周，神经功能恢复不太理想的中风后遗症患者。

脑栓塞形成患者有少数可出现突然昏仆、不省人事的中脏症状，此时又有"阳闭""阴闭"之分。刘主任指出，此乃急中之急，现代医学对于该症型的治疗近年来进展很快，疗效也有逐步提高，若此时配合中医治疗，阳闭者用安宫牛黄丸 1~2 丸（鲜竹沥 10~20ml 调化），通过鼻饲管注入；阴闭者则选用苏合香丸 1~2 丸（以高丽参汤调化），鼻饲注入，均可提高疗效。

◆ 病案 1

廖某，男，67 岁。

病人以突发右侧上下肢体瘫痪伴失语 2h 为主诉急诊入院。入院时血压 196/120mmHg，颅脑 CT 提示左基底节散在性脑梗死灶。治疗 1 周后症状改善不明显，请会诊。察患者除上症外，尚有面色苍白、喉间多痰、舌淡紫苔白腻、脉细缓无力。辨证认为气虚痰瘀阻于脉络，即给予补阳还五汤加味：生黄芪 50g、当归 10g、川芎 10g、赤芍 10g、桃仁 10g、地龙 10g、水蛭 10g、红花 5g、牛膝 15g、桑枝 15g、丹参 15g、鸡血藤 30g、陈皮 6g、茯苓 10g、半夏 10g、枳壳 10g、肉苁蓉 10g，水煎服，每日 1 剂，并加用人参再造丸，每日 2 丸分服。上方连服 5 剂后，病人右侧肢体肌力由 1 级恢复到 3~4 级，续进上方至 13 剂，已能下床倚杖跛行，语言功能也基本恢复，只是语音尚不够清晰，后出院门诊治疗。

◆　病案 2

邢某，男，63 岁。

病人先以头痛继而神志不清住入内科，脑 CT 检查提示蛛网膜下隙出血，经治疗 10 日后神志转清醒，但头痛无明显减轻，继而出现烦躁，神志再转模糊，且出现左侧肢体偏瘫，肌力 0 级，再行脑 CT 检查示右侧基底节区脑梗死，而原蛛网膜下隙出血已明显吸收。改变方案救治 2 日后症状无明显好转，遂请会诊。当时患者神志朦胧、烦躁、面赤、喉中痰鸣、呼吸粗急、大便已 3 日未通，并见唇红干、舌暗红苔黄厚而少津，脉弦滑，测血压 220/130mmHg。认为证系阳亢热甚、痰瘀阻于脑络，治宜平肝清热、化痰行瘀、开窍等法并进。处方用羚角钩藤汤合血府逐瘀汤加减：羚羊角粉 0.6g（分 2 次冲服）、钩藤 12g、生地黄 30g、菊花 10g、牡丹皮 10g、胆南星 10g、石菖蒲 10g、白芍 10g、枳壳 10g、地龙 10g、桃仁 10g、水蛭 10g、生大黄（后入）10g、黄连 10g、川贝母 6g、柴胡 6g、红花 5g、牛膝 15g、桑枝 15g、黄芩 15g，鲜竹沥 40ml（分 2 次冲服），安宫牛黄丸 1 枚（化服），每日 1 剂，水煎鼻饲。药后大便通，2 日后神志转清，头痛减轻，诸症亦改善，原方去安宫牛黄丸，减生大黄量为 6g（后入），再进 3 剂，头痛缓解，肌力恢复到 2~3 级，仍守上方去石菖蒲、羚羊角粉续进 9 剂后，病人已能下床扶杖行走，肢体肌力恢复到 4 级，言语清晰，其后随症加减，但化痰行瘀不变，3 个月后，已恢复到发病前的状况。

三、中西结合，开拓中医临床新思路

刘主任不但有深厚的中医功底，同时，对现代医学也十分重视。正是由于他坚持走中西医结合的道路，所以才能在医学的道路上不断创新。

●（一）消化性溃疡从痈论治

消化性溃疡是临床常见病，在幽门螺杆菌的临床意义被揭示之前，西医治疗效果尚好，但复发率高，从 20 世纪 80 年代末开始，刘主任提出消化性溃疡从痈论治的新观点。刘主任认为，消化性溃疡的病理变化与中医外科中的痈疡有相似之处，因此他尝试应用中医清热解毒、化瘀生肌之法，并配合应用益气生肌之黄芪，用以治疗消化性溃疡，疗效甚佳。刘主任说，中医治疗久治不愈的痈疽，采取"托法"是一大发明，其中包含的道理是很深刻的。根据上述思路，1990年起，刘主任在主持研创了溃疡平胶囊，1990~1993年进行了广泛的临床验证。对照观察溃疡平胶囊取得了与西咪替丁相仿的治疗效果，而且还具备复发率低的优势。1994年，该项研究还获得地区科委组织的省地专家鉴定，获地区科技进步奖，1995年底经福建省新药评审委专家论证通过，列入福建省科学技术委员会（省科委）立项资助研究项目，完成了新药的药效与毒性实验（实验由福建医科大学药理研究室完成），证明溃疡平胶囊具有抑菌、抗溃疡、止痛等功效。

今天，幽门螺杆菌在消化性溃疡中的重要性已被医学界广泛接受，我们也因此认识到刘主任从痈论治消化性溃疡的科学性。

● （二）中医治疗肠伤寒

肠伤寒是福鼎较为多见的一种肠道传染病，刘主任在临床中体会到，其症类似于中医湿温病的范畴，湿热之邪阻滞三焦，病位重点在脾胃，临床表现各种热型，并有涉及上、中、下三焦所属脏腑的证候出现。刘主任强调，证候虽有不同，但基本为一，即都是一种病种所致，因此须有专药专方来对待，若仍单纯停留在吴鞠通三焦辨证的用药法，临床证明难收高效速效。当然，发挥吴鞠通三焦立论精华之处，用辨证与辨病相结合方法，则能提高中医疗效。刘主任根据多年经验提出治疗肠伤寒的专药有黄芩、黄连、苦参，专方为自拟验效方"蒿葛三黄苦参滑石汤"，处方：青蒿15~30g、葛根15~20g、黄芩15~20g、黄连10~15g、大黄3~10g、滑石30g。每日3剂，水煎服，也可以考虑灌肠疗法。方议：太阴属脾主湿，主肌肉；阳明属胃主热，络大肠。方中黄芩、黄连、苦参专清脾胃湿热之邪（伤寒杆菌），治于里；青蒿配葛根透热解肌，从里达外（现代药理试验表明此2药有明显退热之效）；大黄与滑石通利湿热之邪从二便而下。如此有上下内外分消之意，即《黄帝内经》所谓："开鬼门，洁净府，去苑陈莝。"方中大黄用量依粪便硬软掌握其多少，达到频频轻下的目的，使大便日二三次为度，勿使过猛；若已腹泻者就勿再用；若大便溏黏不爽，仍可"通因通用"。在本方的加减上，刘主任也有独到的心得，如舌苔厚腻，里湿较重，而见脘腹胀满、呕恶者，加佩兰、厚朴、蔻仁（豆蔻）

之类。外湿较重，而身肢困重酸疼者，加藿香、苍术、薏苡仁、木瓜之属。若以寒热往来为明显之热型，此示热邪在肝胆经，重用柴胡 20~30g。若兼见肠出血，宜加生地榆、侧柏叶、紫草、三七粉。

刘主任在上方中，用了一般医生不轻用的大黄。湿温病用下法，自古就有争议。吴鞠通认为："湿温病……下之则洞泄。"后人亦有谓下法有促使肠出血之弊。但又有"温病下不嫌早"之说，叶天士云："三焦不得从外解，必致成里结。里结于何？在阳明胃与肠也，亦须用下法。"吴又可在《温疫论》中指出："得大黄促之而下，实为开门祛贼之法。"刘主任在临床实践中体会到，只要准确把握适应证，药量适中，则不必畏用大黄。

● （三）中医治疗糖尿病

糖尿病及其多种并发症，也是临床疑难病之一，目前尚无法根治。传统中医多从消渴辨证，注重滋阴润燥。然而，毋庸讳言，其疗效常不如意。刘主任结合现代医学关于糖尿病的认识，提出：糖尿病病人普遍存在着瘀血病征，其治疗不仅是养阴清热，而且还需要结合活血化瘀。同时，从中医病理机制分析，"其本亦在肾"，所以立"补肾化瘀"治则。

刘主任说，该治则在具体运用时，必须权衡其标阴虚燥热的轻重及瘀血病变之多少，治以养阴清热为主，抑或活血化瘀为主，但总不能离开补肾之本。因此在立法处方时，又需审明虚实标本之间的孰轻孰重，若肾虚明显，则补肾为主兼以育阴化瘀，若瘀血症重时，则应化瘀为主兼以清热补肾，若阴虚燥热俱甚时，又需主以养阴清热，辅以补肾化瘀。此外，补肾又有补肾阴与补肾阳之分，化瘀也有凉血化瘀与温通化瘀之别。化瘀必兼行气，气行血亦行。尚有阴阳两虚而致瘀，气阴两虚而致瘀者，此等不可不辨矣。补肾阴用生地黄、熟地黄、黄精、枸杞、山药，补肾阳必阴中求阳，加附子、菟丝子、覆盆子、仙灵脾等，养阴清热选丹溪消渴方、一贯煎、益胃汤等，热甚时用人参白虎汤；活血化瘀选祝氏活血降糖方为佳，木香 15g、赤芍 15g、当归 15g、川芎 10g，生黄芪 30g、玄参 30g、益母草 30g、丹参 30g、山药 15g、苍术 15g、葛根 15g、生地黄 15g，气虚血瘀可选补阳还五汤，亦可选血府逐瘀汤。

◆ 病案

张某，女，57 岁。

　　患者诉因日久家务操劳，自觉头晕目涩，口燥喜饮，胸闷，腰酸，右下肢后侧痛，尿多且多泡沫久置不消散，在院外治疗未效，来求诊。脉弦，舌红少苔，根暗紫，形体稍丰腴。测血压182/105mmHg。检查：餐后尿糖（++++），空腹血糖15.0mmol/L，眼底检查示动脉Ⅱ度硬化。诊断：消渴病（上、下二消）。治以滋肾平肝、养阴润肺、活血化瘀。处方用一贯煎加味：钩藤15g、菊花10g、石决明30g、生地黄30g、麦冬10g、沙参30g、石斛15g、黄连6g、当归10g、川楝子10g、丹参15g、赤芍10g、牡丹皮6g、牛膝15g、枸杞10g，配合硝苯地平片，饭后1片，甲苯磺丁脲（D860）饭前1片，并嘱节食，每餐100g饭量，禁辛热之品，注意休息。上方每日1剂。一周后复诊，诉头晕口渴明显改善，测血压156/95mmHg，尿糖（+++），继用原方去沙参、石斛、钩藤、石决明，硝苯地平片改早、晚各1片。1周后再诊，血压140/90mmHg，尿糖（+++），余症无明显改善，拟肾阴亏损、瘀血难行，遂更方：生地黄15g、熟地黄15g、山茱萸10g、山药30g、枸杞12g、菊花10g、麦冬10g、葛根15g、当归10g、丹参20g、赤芍10g、牡丹皮6g、牛膝15g、三七粉3g（分冲），每日1剂。硝苯地平片改为饭后半片，甲苯磺丁脲用量如旧。四诊：诉诸症好转，腰酸及脚痛明显改善，但仍胸闷，舌根紫如旧，尿糖（++），血糖9.4mmol/L。药已见效，改用硝苯地平片早、晚各半片，中药原方去三七粉，每日1剂。按此方药调治1个月，4月5日复查尿糖（阴性），血糖5.44mmol/L。病已向愈，为巩固疗效，嘱早晚饭前服甲苯磺丁脲半片，中药守上方每日1剂，4月22日诊，查尿糖（阴性），未再诉不适。

四、辨证准确，用药精妙，出奇制胜

●（一）辨证准确，用药精妙

　　用药精妙分为两个方面，一是遵循前人法度，组方规范。二是不拘常法，独具匠心。而后者在一些疑难症、怪症的治疗中，常常有出奇制胜的效果，以下列举几个病案：

◆　病案1

　　纪某，男，60岁。

该病人以反复头晕心悸 1 个月、加剧伴胸痛 3 日为主诉住院，诊断：急性前间壁心肌梗死，原发性高血压。经应用溶栓等治疗，病情转平稳，症状基本缓解。但仍诉疲乏体虚，时作头晕心悸。求治于中医时，一年轻医生根据其西医诊断和舌紫苔薄白脉弦等，提出用丹参饮合瓜蒌薤白半夏汤行瘀化痰通络，而刘主任则指出，中医治疗用药，不应该只凭西医检查结果施治，而要时时把握中医基础理论。该病人年已 60 岁，住院治疗已 3 个月，目前处于恢复期中，此时用药切忌一味攻伐。察其面色欠华，舌紫而淡，脉弦而缓，其心气虚、心血亏损明显，用药当以补中有通为宜，遂在前医之方基础上，略小其制，加入生脉散和炙黄芪、当归、枣仁等，病人服后感觉良好。

◆ 病案 2

万某，男，68 岁。

病人一周来因"上呼吸道感染"在院外服中药治疗，症已缓解，但昨晚无明显诱因突发右上腹闷痛，阵发性加剧，伴腹胀，无畏寒发热，无恶心呕吐，疼痛无明显放射。今晨就医时疼痛仍在，体检：右上腹压痛阳性，墨菲征阳性，肝脾触诊、叩诊阴性，肠鸣音较活跃。急查 B 超提示胆管感染，胆总管死蛔虫可能。察病人舌尖红，苔薄，脉弦紧。病人诉昨夜至今大便未解。诊后刘主任指出，本病属中医"胁痛"范畴，胆道中原有感染（死蛔虫引起），此番因外感，伤及正气，正邪平衡被破坏，邪得以为病。察病人舌脉，知属阴虚体质，故用药宜顾护阴液，但病人邪势初张，其标急为要。病来大便未行，正说明腑气内结，应以攻下为主，方选大柴胡汤加减：柴胡 10g、白芍 15g、枳壳 10g、生大黄 10g（后入）、芒硝 10g（分冲）、厚朴 20g、金银花 30g、蒲公英 25g、黄芩 15g、郁金 15g、沙参 30g、金钱草 30g、甘草 6g，水煎服，每日 1 剂。2 日后再诊，诉药后第 1 日，大便日行 4 次，第 2 日再通 2 次，质均稀溏，腹痛腹胀药后明显减轻。体检：右上腹轻度压痛，墨菲征阴性，肝区无叩击痛，舌仍尖红少苔，脉弦。刘主任说，邪势已折，药须增减：同上方去芒硝、厚朴，加麦冬 15g、川楝子 15g。3 剂后诸症俱平。

◆ 病案 3

周某，男，73 岁。

病人反复上腹部隐痛不舒 35 年，复发 1 周，痛作时伴呕吐清涎或干呕，饥饿时明显，饱餐后则感上腹部胀闷。病来多次查血糖指数（GI）和胃镜，提示重度胃下垂（8~12cm）、慢性萎缩性胃炎。本次就是因胃镜检查致呕吐加剧。舌偏红，苔黄厚腻，脉滑。慢性面容，瘦长体形，上腹部有震水音，左、中上腹轻度压痛。刘主任诊后说，本病例可按呕吐辨治，亦可按腹痛辨治，名不同而实同。病人胃病既久，湿热中阻，致中焦升降失常，故发为胃气上逆之呕吐、气机阻滞之腹痛。其舌脉皆为湿热中阻之象，故其治则为清热除湿、行气降逆，方选苏连温胆汤加减：黄连6g、紫苏叶10g、竹茹8g、枳壳15g、陈皮10g、茯苓15g、半夏10g、木香10g、丹参15g、火麻仁30g。刘主任说，虽湿热甚重，但连、茹不用大量，乃正气已伤，平素脾胃虚寒。火麻仁润下通达腑气，腑气得降，则胃气上逆易平，病人大便已3日未解，虽与食少有关，但中焦气机逆乱、腑气不通也是一因，此时不宜用峻猛攻下（如大黄）。另外，刘主任还指导病人用艾条灸中脘，每日2次，每次15min。2日后复诊，症已大减，前方略加修改，调治1周症平。

◆ 病案4

林某，女，44岁。

病人反复上腹部疼痛7个月，钝痛为主，可放射至两胁，多于饱餐后出现，或伴泛酸嗳气腹胀。平素饮食喜温热畏冷食，便多溏软。日前到福建协和医院行胃镜检查，发现贲门糜烂、浅表性胃炎。予雷尼替丁、阿莫西林、枸橼酸铋钾颗粒及维酶素口服，症减不明显，反生心烦急、口中不和、纳减、寐差多梦等，故寻中医治疗。察舌淡红稍紫，苔白腻，脉细弦。刘主任认为，胃脘痛证型复杂，察病人舌脉，及平时畏冷食、便溏软等，可知病人属脾虚兼湿阻，气滞而生瘀之证。病久不愈，郁结内生，故又见心烦急躁、口中不和等。治疗上应抓住重点，标本兼治，方选柴芍六君子汤加减：柴胡10g、白芍10g、党参25g、生黄芪15g、炙黄芪15g、白术10g、茯苓12g、陈皮6g、半夏6g、丹参15g、白及30g、黄连6g、蒲公英25g。3日后复诊，诉药后胃脘明显舒适，心烦减，寐转佳，大便成形。再于上方连服5剂后诸症俱缓。

◆ 病案5

陈某，女，40岁。

病人3个月来反复出现餐后上腹部胀满不舒，程度轻，持续0.5~1h可自行缓解。近 5 日来腹胀明显加剧,左中上腹部胀痛,餐后 1h 左右出现呕吐,以未消化食物为主,吐出后胀痛俱减。自觉神倦乏力,口苦干不喜饮,纳食大减,寐欠安,大便隔日 1 行,质溏。胃镜检查:胃窦部及胃大小弯出血性胃炎。察其舌淡红,苔中根黄腻,脉弦细。处方:党参 15g、白术 10g、茯苓 15g、陈皮 10g、半夏 10g、砂仁 10g(后入)、香附 6g、吴茱萸 4g、黄连 10g、连翘 15g、蒲公英 18g、牡丹皮 10g、神曲 10g、赤芍 15g、白芍 15g、甘草 6g。刘主任说,病人虽以气滞气逆兼挟湿热为突出,但"邪之所凑,其气必虚",这话用在脾胃病上十分恰当,一派邪实中往往都有脾胃本虚的基础,这就是为何上方要以六君子汤为基础方加味的原因。果然病人服药后感觉良好,连服 1 周,临床症状基本缓解,续以上方加减调治 2 周。

◆ 病案 6

陈某,男,80 岁。

病人突发右牙周疼痛 5 日,阵发性加剧,疼痛连及右侧脸颊、额头,为烧灼痛,影响进食。请口腔科检查排除牙科疾病,右颌舌沟后方可触及扳机点,诊断:原发性右三叉神经痛。察舌淡红,苔薄黄,脉弦,询问病人平时嗜烟酒,辨证:年老肾虚,虚火内炽,兼阳明积热。处方:枸杞 10g、菊花 12g、生地黄 20g、山茱萸 10g、山药 15g、泽泻 15g、牡丹皮 10g、茯苓 10g、天麻 12g、白芷 12g、知母 12g、生石膏 10g(冲)、地龙 10g、全蝎 10g。该方连服 4 剂后复诊,诉疼痛发作已稀,程度亦减轻,守方再服,疗程 2 周,症已缓解,偶感右颊有异样感,因畏服中药,遂嘱常服知柏地黄丸,若症有反复则及时就诊。

◆ 病案 7

宋某,男,66 岁。

病人左前额部带状疱疹 5 日,疹呈簇状,黄豆大小,内存黄色浆液,沿三叉神经上支分布,伴阵发性灼痛,低热,左眼睑、眉弓处均见红肿。西医予阿昔洛韦、西咪替丁等抗病毒治疗 3 日,症无好转,今再请中医治疗。察其舌淡红、苔黄腻、脉弦滑。拟湿毒为患,方用除湿解毒为主:苍术 10g、白术 10g、茯苓 20g、薏苡仁 30g、泽泻 20g、佩兰 15g、藿香 10g、陈皮 10g、龙胆草 10g、金银花 15g、大青叶 15g、板蓝根 15g、半夏 10g、白芷 10g。刘主任说,本病的治疗大多采用清热解毒及辛凉解表之剂,如普济消毒饮、银翘散等,而此例患者无论舌脉还是症状，都以湿浊为突出，故方中用化湿浊之品为主，配合清热解毒药。该病人应用本方后，症状日渐好转，10 日后症愈。

◆ 病案 8

张某，女，48 岁。

病人 5 个月前因饮食不慎致腹痛，排稀水样便，经西药治疗后症缓，但此后经常发现大便带黏液，有时排泡沫样便，稍进油腻食物即出现腹中雷鸣，排便黏滞不爽，大便次数增多，并出现上腹部不适，嗳气，泛吐酸水或稀涎，纳减，体重减轻。检查：大便常规正常。腹部 B 超及结肠镜亦正常。肾功能正常。故寻中医就诊，察舌淡紫，苔黄厚腻，脉滑数。处方：黄连 10g、黄芩 10g、生大黄 10g（后入）、苍术 10g、白术 10g、葛根 15g、茯苓 15g、生黄芪 30g、神曲 10g、山楂 30g。服 2 剂后再诊，诉药后每日通大便 2~3 次，泻后反觉腹中爽适，食欲稍复，但仍感倦乏。见苔已转白腻不厚，即由上方去黄芩、大黄，加吴茱萸 6g、党参 15g、陈皮 10g、半夏 6g，又服 5 剂。诉诸症俱缓，乃依原方减黄连 5g、山楂 15g、吴茱萸 3g，去苍术，带回再服 1 周。

◆ 病案 9

林某，男，81 岁。

病人反复双下肢浮肿 1 个月，多以踝部为主，午后至夜明显，晨起缓解。西医多项检查，排除肾炎、低蛋白血。由于病人有高血压，平时常服硝苯地平片、卡托普利片，故考虑浮肿原因为：①高血压、心功能不全。②药物反应？但经更换降压药及对症治疗，浮肿仍未能改善，今特请中医治疗。察病人舌淡红，苔厚腻微黄，脉细。拟年老脾肾两亏、无力化气行水。处方：茯苓 20g、白术 15g、桂枝 10g、泽泻 20g、猪苓 15g、木瓜 15g、牛膝 15g、生黄芪 30g、丹参 15g、益母草 20g、黄柏 10g、仙灵脾 10g。方进 5 剂后，症状明显改善，原方再进 5 剂，浮肿即无再作，乃改金匮肾气丸合补中益气丸同服，以维持疗效。

◆ 病案 10

姚某，男，47 岁。

病人肺结核史 4 年，间断有服药治疗，病情尚稳定。此次发病前 5 日，因劳累过度而咯出鲜血痰数口，5 日来血痰量逐日增多，遂入院就医。经 X 光检查，诊断为肺结核。其症见咳嗽、痰中带血，伴头晕，口干，纳减，失眠，腰酸痛，便溏，并见低热。西医给予抗痨止血，同时用益气养阴、凉血止血之中药治疗，经 12 日，咯血量虽有减但持续不止，余症如故，乃邀中医会诊。自诉每日咯血痰七八口，黏稠难咯，色暗红不鲜。察其舌质淡红有紫斑，苔薄白而润滑，脉虚大。脉症合参，显系中焦虚寒，血寒而瘀滞较甚，遂拟生化汤加味。处方：当归 15g、川芎 10g、干姜 3g、炙甘草 6g、桃仁 6g、花蕊石 20g、益母草 20g。服 2 剂后，血量大减，食欲转佳。仍守原方再加侧柏炭 20g，以增强其收敛止血之力，继进 4 剂，血痰完全消失，而后以调理脾胃巩固疗效。生化汤原为妇科治疗产后血寒而有瘀滞之方，能使瘀血化而新血生，在本例中巧用生化汤治疗咯血，令脾阳运，中寒去，经脉通，瘀滞消而血痰自止。

上述病例在一定程度上反映出刘主任临床诊疗的特点，其实，刘主任对于许多中药的临床应用都有独到的见解。

● （二）善用黄芪

1. 黄芪补气托毒生肌，治疗消化性溃疡

消化性溃疡属中医内脏之痈疡，乃外邪（如幽门螺杆菌感染）侵胃日久，蕴而生毒，又因劳倦或饮食失常而伤脾胃。黄芪健脾益气，能托毒生肌。在刘主任主持下，应用生黄芪配蒲公英、白芷等药制成纯中药制剂溃疡平胶囊，治疗胃、十二指肠溃疡 43 例，6 周疗程溃疡完全愈合率达 81.3%。该项研究通过了宁德地区科委组织的省地专家鉴定，1995 年底被列为福建省科委立项之开发研究项目。

2. 黄芪益元气补肾固精，善治慢性肾炎蛋白尿

黄芪还有益元气补肾固精之功效，肾病日久，元气虚衰，精失固摄，慢性肾炎长期蛋白尿不消。临床体会，单用六味、八味之类补肾，难消尿蛋白，必重用生黄芪，加人参配合运用方可。黄芪甘温补气升阳、阴虚者不宜，但刘主任认为慢性肾炎不论阳虚抑或阴虚，均可用黄芪，其量 30 g 以上。当然，挟有瘀血、湿热另当兼理之。

3. 黄芪壮筋骨，善治腰肌劳损

刘主任每遇腰肌劳损，不能耐劳与俯仰，以劳倦扭伤腰肌劳损筋腱者，则

用生黄芪配桂枝、白芍、桃仁、红花、杜仲等，可得立竿见影的效果。若遇落枕颈肌扭伤疼痛也可用该方加葛根、木瓜等，效亦佳。

4. 黄芪治小儿夏季热

小儿御邪力弱，每因禀赋不足或内伤外感而损伤脾胃气阴，遇夏热当令熏蒸，中阳亦损，元气不足，清气下陷，阴火独盛，发为夏季热病。刘主任用李氏清暑益气汤加减，方中重用黄芪，甘温除热治该病而取效。

5. 黄芪通行三焦，用药讲究配伍

黄芪甘温补气，其性能走能守，通行上中下三焦，无所不及，但必须区别生用与炙用，注意配伍与用量之技巧。

性善走表，治诸虚汗，均用生黄芪。气虚自汗配参术，阴虚盗汗配地柏，亡阳汗出配参附，气阴两虚汗出配参麦五味。

走肢体，治脾肾虚浮肿，生黄芪配白术、防己、附子，治气虚血滞之上肢痹痛，配桂芍姜枣，治偏瘫不遂，配归芎桃红。

走肌肤，治疮疡痈疽用生黄芪，疮疡久不溃或久溃不愈属气血虚者，配当归、炮山甲以托毒透脓，配参归肉桂生肌敛溃。

走内脏，治消渴（糖尿病），生黄芪配生地黄、麦冬、天花粉等益气生津。

走上焦肺脏，治肺气虚咳喘、畏冷用生黄芪配干姜、白术、防风。走中下焦补脾肾之虚则用炙黄芪（性善守），如中气下陷之胃下垂、子宫脱垂、久泻、脱肛等，配参术升柴。治气虚血失统摄之便血、崩漏、尿血等，配参、术、阿胶、仙鹤草。

6. 重用黄芪建奇功

黄芪用量宜大之配方有：当归补血汤，生黄芪5倍于当归。黄芪建中汤，炙黄芪5倍于桂枝。《太平惠民和剂局方》黄芪六一汤，炙黄芪6倍于炙甘草，治虚劳烦渴或消渴发疗疮者。补阳还五汤用生黄芪量宜30~50g。一般说来，体虚无力抗病者，若配用重量生黄芪则其效倍增，病可速愈。

（治疗慢性肾病的经验刊载于《福建中医学院学报》2000增刊）

第二章 医论精选

第一节　血证的五脏辨证

凡血液不循常道，上溢于口鼻诸窍，下出于二阴，或渗于肌肤的疾病，统称"血证"。《灵枢·决气篇》云："中焦受气，取汁变化而赤，是谓血。"说明血由水谷精微变化而成，生化于脾。若因外感内伤而致阴阳偏胜，脏腑功能失调，经脉损伤，则使血溢流于脉络之外，产生各种出血病症。

血证的治疗，清代唐容川的《血证论》一书论述其为精辟："惟以止血为第一要法，……以消瘀为第二法，……以宁血为第三法，……又以补虚为收功之法，四者乃通治血证之大纲。"上述均为前人经验总结。本节试就血证与五脏的生理、病理关系，谈谈辨证论治的临床体会。

一、"心主血"与血证的关系

《素问·五脏生成篇》："诸血者，皆属于心。"《素问·痿论》："心主身之血脉。"这就是说血液能正常在脉道中循行不息，是由心来主持的。若因素体阴虚，或烦劳过度耗伤心阴，则心火亢盛，迫血妄行，导致血溢脉外，可产生各种出血病症，如心移热小肠之血尿。

◆　病案

洪某，男，18岁。

病人缘于反复皮肤瘀斑、关节肿痛14年，右侧腹部痛、面色苍白3日而住入内科病房，诊断为"血友病"，经西医输血，并应用止血剂、激素等治疗，症情未明显好转，伴发高热，体温39.2℃，邀会诊。病人面色苍白诉发热、口干，心烦失寐，盗汗，右腹肿块胀痛，便结溲短赤。摸之右腹肿块压痛明显，约20cm×15cm大小，肤色无变。诊脉虚细数，舌尖淡红苔薄黄而干，以此脉症合参，拟为素体阴虚、心火偏亢，迫血妄行，瘀热搏结，气阴两虚。方处犀角地黄汤合生脉散加减：水牛角（先煎）10g、阿胶（另烊冲）10g、山茱萸10g、生晒参（另炖冲）10g、生地黄3g、赤芍12g、三七粉6g、五味子6g、麦冬15g、生黄芪30g、浮小麦30g、煅龙骨（先煎）30g、煅牡蛎（先煎）30g、红枣 5 枚、炙甘草 10g。2 剂水煎服。二诊：服上方，盗汗减少，大便通畅。继原方续服 2 剂。三诊：盗汗止，右腹肿块渐小，唯时时发热，面赤，自汗出。仍守原方再进 3 剂。四诊：自汗止，右腹肿块渐消，但右腿髋微肿而痛。仍守原方去生黄芪、浮小麦、龙牡，加怀牛膝 12g。3 剂水煎服。五诊：服上方腿髋痛减轻，但双肘关节处又作微肿而痛，再继前方加桑枝 15g。3 剂，水煎服。嗣后诸症好转，谨守前方去牛膝、桑枝，继服 10 余剂，症愈出院。

【按语】该病例，临床所见无肉眼可见出血症状，但何以用血证论治呢？此乃辨病与辨证结合是也。询其过去有反复皮肤瘀斑以及有出血不止病史，知其病在血分。又据舌尖红、心烦失寐溲赤，知其心火偏亢是也。而右腹和腿髋肘部肿痛皆血溢脉络之外，瘀热搏结而致。治疗选用清心泻火，凉血止血之犀角地黄汤为主，然恐化瘀之力不足，更加三七粉生用，散瘀消肿止痛并加强止血，又病人素体阴虚，因出血，则心阴更损，气随血衰，造成气阴两虚局面，故又配合生脉散以收敛耗散之气阴，此乃偶补于清之中。这是合乎《血证论》"止血、消瘀、宁血、补虚"之四法大纲。如此则邪热清、瘀结化、心阴复、血无不宁之理矣。

二、"肺主气朝百脉"与血证的关系

《素问·五脏生成篇》："诸气者，皆属于肺。"《素问·经脉别论》："肺朝百脉。"此外《黄帝内经》还有"肺司治节"之说。这就是说肺能辅助心脏输布血液，对血循环有治理调节作用。肺主气而朝百脉，气与血两者关系密切，气为血帅，血随气行。若因外感风热燥邪，或因痰热为患或本脏阴虚，或因肝火上扰，皆可使肺气膹郁、输布失司，百脉受累，产生各种出血病症，如咯血、鼻衄等。

◆ 病案

高某，男，62 岁。

病人因搬运木材劳累及饮酒吸烟等引发咯血约 200ml 而收住传染科，既往有肺结核病史，经用抗痨药以及垂体后叶素等止血剂多日，仍咯血不止，遂邀会诊。诊脉弦大滑数，重按无力，舌红，苔黄厚浊腻。询之咳痰不多且有心烦失寐，拟为劳累、饮酒、吸烟，心火偏旺，迫血妄行，遂处以泻白散合犀角地

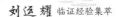
黄汤加减，服药 7 帖罔效。再诊其脉滑数，舌苔黄腻，细研病因，乃饮酒吸烟，痰热留恋肺中，肺主气而朝百脉，肺气膹郁不清，气有余便是火，致使百脉不宁、脉络壅滞、不循其道，血溢于外，故咯血不止。改投清肺化痰、宁络止血法治之：生栀子 10g、牡丹皮 10g、茯苓 10g、前胡 10g、黄芩 10g、款冬 10g、水牛角 10g、枳壳 5g、竹茹 15g、枇杷叶 15g、桑白皮 8g、生地黄 20g、赤芍 12g、仙鹤草 30g、朱砂 3g、法半夏 6g、黄连 6g。2 剂，水煎服。药后血量明显减少，舌尖中部苔退，再按原方续服 4 剂，血止，舌苔全部退净，最后以养阴清肺而收功。

三、"脾统血" 与血证的关系

脾胃主摄纳运化水谷精微，为血液生化之源。脾气旺盛，能将水谷精气上输心肺，下达肝肾，外灌周身四肢肌肉，气之所达，也是血之所到。脾气旺则能统摄周身血液运行而不溢于脉外。若因饮食劳倦损伤脾胃，脾气虚弱，则统血功能失职，血不归经，便可发生吐衄、便血、皮下出血、月经过多等病症。

◆ 病案

曾某，男，12 岁。

主诉反复血尿 1 年余，病人先天不足，平素消瘦，纳食少，面色苍白。去年夏天偶然中其母发现小孩放学回家拉小便尿色淡红，经当地县医院尿检：红细胞（++++）。诊为出血型肾炎，服西药治疗月余罔效，后往福州，请某小儿科中医诊治，服药前后近 100 帖，症状反复不愈，每于嬉戏玩乐走路后尿检红血球（++）~（++++），又在门诊诊治，六味地黄汤之类约月余亦无好转，于今年 2 月间延刘主任诊治。诊脉虚而稍数，舌淡红、苔白薄腻，面色不荣，纳少，易汗出。经细询病史，病发于夏天，小孩好动嬉戏暑伤元气，暑热下迫膀胱，遂作溲赤（尿血），投以李东垣清暑益气汤加减：党参 15g、白术 5g、当归 5g、葛根 5g、神曲 5g、炙黄芪 12g、升麻 3g、山茱萸 6g、阿胶 6g、麦冬 6g、五味子 2g、陈皮 2g、炙甘草 2g。服上方计 10 余剂，病孩面色转红润，饮食稍增，活动走路后尿检红细胞偶见少许，继用黑归脾丸，六味地黄丸等早晚分服，以巩固疗效。

【按语】本例初诊是非暑季，何以用清暑之剂？盖李氏创清暑益气汤者，补中焦清下焦，益气兼能敛阴，正合该病之病因病理，故能取效甚捷。

四、"肝藏血"与血证的关系

《素问·五脏生成篇》："故人卧，血归于肝，肝受血而能视，足受血而能步，掌受血而能握，指受血而能摄。"说明肝有储存血液和调节血量作用。当人体处于安静时，血归于肝脏以贮藏，人体活动时需要增加血量，肝把所贮藏之血输出去供应各器官的需要。若因肝火素旺，或肝郁化火，或久病肝阴损伤，均可导致肝藏血功能失职而产生各种出血病症。如常见之肝火犯肺之咯血，肝火犯胃之吐血等。

◆ 病案

卢某，女，35岁。

病人因反复发作心律不齐，月经过多，又曾患血小板减少性紫癜数年，屡服复脉汤、黑归脾之类，效果不甚理想。今年4月间，月经欲潮之前，出现心动悸加剧，心情急躁，下半夜失寐，双下肢皮下瘀斑多处。脉细弱结代，舌淡紫苔薄。脉症分析再三考虑，以往所治不效的情况拟为肝火所致，遂以丹栀逍遥散加减治之：毛柴胡6g、牡丹皮6g、当归10g、白芍10g、白术10g、炒栀子10g、云茯苓10g、玫瑰花10g、阿胶10g、枣仁10g、合欢花10g、牡蛎20g、生地黄20g、甘草3g。2剂水煎服。服上方经量明显减少，心动悸改善，夜能安寐，皮下瘀斑亦渐消退。

【按语】此例虽脉舌全无肝经郁热之征，唯月经前心情急躁一症可凭。故医者临症务须细察精心琢磨，方能药到病除。

五、"肾主封藏"与血证的关系

《素问·六节藏象论》："肾者主蛰，封藏之本，精之处也。"这就是说肾藏精，有封藏功能，血液能闭藏于脉络中循环不溢于外，与肾的功能有一定关系。肾藏精，内寄真阴与命门真火，五脏六腑功能全赖肾之真阴滋养与命门真火之温煦，若因劳力损伤或久病伤肾，真阴虚亏，命门火衰，则不能使血液闭存于血脉之中，并可导致心、肝、脾、肺等功能失常而产生各种出血病症。

◆ **病案**

黄某，女，53 岁。

病人近日因劳累过度，而发肩背疼痛，原有类风湿关节炎病史，曾住院中医治疗好转出院，其夫恐她旧病复发，推她就医。病人来诊时诉：肩背酸痛乏力，下唇痛约半年，晨起下齿龈出血，口觉咸味，观其面浮而不实，脉沉细弦，舌质淡苔薄黄，依此脉症，拟为肾亏水泛，虚火上炎，发为"齿衄"。遂投陈修园氏十味地黄汤加减：熟地黄 20g、山药 20g、山茱萸 10g、茯苓 10g、泽泻 10g、玄参 10g、黄明胶 10g、牡丹皮 5g、附子 6g、肉桂 3g（分冲）、仙鹤草 30g。3 剂，水煎服。复诊：服上方唇痛解除，肩背痛改善，齿衄口咸减轻，仍守原方调治，待血止，再补任督以固本。

【按语】本案"齿衄"，齿龈属胃，何以从肾论治乎？乃从口味咸而知其因于肾火上炎使然，下齿唇属任脉，背脊属督脉，任督皆隶于肾。《黄帝内经》有谓：经脉所过，疾病所在此之谓也。

（原载于《福建中医药》1982 年第 5 期）

第二节　糖尿病瘀血近代研究概述

糖尿病中医称"消渴病"，历代医家均认为阴虚燥热是主要病理特点，但由于阴虚燥热所致全身广泛瘀血病理改变则较少引人重视。《黄帝内经·灵枢·五变篇》曰："怒则气上逆，胸中蓄积，血气逆留，髋皮充肌，血脉不行，转而为热，热则消肌肤，故为消瘅。"汉代张仲景在《金匮要略》中简述了瘀血作渴"病人胸满，唇痿舌青，口燥……脉微大来迟……为有瘀血。"此后医家只停留在上、中、下三消与其相关脏腑肺、胃、肾之阴虚燥热的讨论。至清代唐容川在《血证论·发渴篇》述，"瘀血发渴者，以津液之生，其根出于肾水……有瘀血，则气为血阻，不得上升，水津因不能随气上布"，是以发渴；唐容川提出用小柴胡汤加牡丹皮、桃仁治之，血府逐瘀汤亦治之。近代医学的发展，从病理解剖、血液流变性异常及血循环障碍等方面印证了糖尿病病人普遍存在瘀血病证。据资料载，糖尿病病人由于高血糖，血液呈高黏状态，导致血循环障碍，心血管硬化占糖尿病相关死亡原因的 70% 以上，目前已成为威胁本病病人最严重的突出问题。因此近代许多学者在糖尿病瘀血病理方面作了深入研讨，有关资料简述如下。

一、糖尿病瘀血病理之研讨

1. 从病理解剖上研究

上海第一医学院编的《实用内科学》（1978 年版）中述，该病的胰腺纤维化占 23%，透明变占 41%；肾脏肾小球硬化占 25%~44%；动脉硬化见于半数以上病人。

2. 从瘀血证候上观察

首都医院祝谌予等 20 世纪 70 年代开始就观察到 30 例糖尿病病人舌上均有瘀斑或舌暗、舌下静脉青紫或怒张等。以后，祝谌予等又经上千例病例观察分析，提出糖尿病瘀血型辨证指标：面有瘀斑，上、下肢痛，心前区痛，半身不遂，月经血块多，舌暗有瘀斑，舌下静脉青紫或怒张，凡具备以上 3 项者可诊断为瘀血型。其后，陈泽霖对 200 例糖尿病病人中有瘀血的 119 例进行舌象观察，59.5% 有舌脉粗张、迂曲、色紫黑等瘀血征，且病情轻重与舌象成正比。陈泽霖又对 2176 例辨为瘀血的糖尿病病人进行腭黏膜观察，结果示软腭血管扩张与瘀血征显著升高。刘健英也观察 7 例该病病人均有不同程度的舌紫暗及瘀点或面部瘀斑。

3. 从血液流变性上观察

首先是中国中医科学院翁维良观察 40 例糖尿病病人，发现男性患者血沉较正常人明显增高，从全血黏度值测定，示糖尿病病人与正常人比较，无论性别如何均十分显著差异，表现全血黏度值升高，测定红细胞电泳结果示：糖尿病组较正常人组明显延长。祝谌予观察与翁维良相同。

4. 从微循环上观察

翁维良对 35 例糖尿病病人进行了甲皱微循环观察，结果发现，有改变者 24 例，占 68.6%。马秀华把 107 例糖尿病病人分型后从视野是否清晰、微循环血管襻数、襻型、襻输出支、襻顶宽窄及流态几个方面进行甲皱微循环观察，结果示各型均有改变。其分型为：阴虚热盛型、气阴两虚型、阴阳两虚，分别相当于该病早、中、晚 3 期。而且中晚期改变大于早期，有并发症者更明显。沈稚舟对 40 例糖尿病有神经病变者分析其足背静脉血气，发现均有微循环障碍所致的组织缺血缺氧。

二、糖尿病瘀血证的治疗研究

据李毅报告，祝谌予从 1971 年起就采用活血化瘀疗法，祝谌予自拟活血降糖方：木香 10g、赤芍 10g、当归 10g、川芎 10g、生黄芪 30g、玄参 30g、丹参 30g、益母草 30g、山药 15g、苍术 15g、葛根 15g、生地黄 15g。祝谌予用该方治疗 20 例非胰岛素依赖型患者，取得良效，总有效率 85%。另有人用补阳还五汤治疗 7 例该病气虚血瘀者取得满意疗效。祝谌予认为在用化瘀药时不可忘记对本的治疗，即化瘀法不可通治糖尿病。但还有人认为瘀血贯穿在糖尿病的整个病程中，主张以活血化瘀法为主治疗糖尿病，自拟活血化瘀方：丹参、生蒲黄、鬼羽箭、茺蔚子、当归、虎杖、水蛭；阴虚加生地黄、麦冬、黄精；气虚加生黄芪、太子参，阳虚加仙灵脾、菟丝子。以此法为主进行观察，从血糖、胆固醇、β-脂蛋白、甘油三酯、血浆比黏度及渗透压等方面，揭示该法治疗后有显著疗效。还对 84 例糖尿病病人在控制饮食、加服同样降糖西药后分为 3 组：服活血养阴益气组、养阴益气组、单纯西药组。观察结果：活血养阴益气组不仅改善和控制代谢，且能改善血液黏滞性而疗效最高。此外，还有人观察脾虚血瘀型糖尿病病人用健脾逐瘀降糖汤（苍术、白术、莲子、山药、鸡内金、枳实、当归、川芎、赤芍、泽兰、五倍子、丹参、红花）取得良效。

　　对于糖尿病瘀血引起的合并症，特别是心血管疾病，也有许多报告：祝谌予用冠心Ⅱ号（丹参、川芎、赤芍、红花、降香）治疗。陈铨自拟三消散（丹参、炒黑豆、蚕蛹等主药）、三消饮（生地黄、赤芍、益母草、生黄芪、蚕壳、干番石榴叶）。王文林用降糖益心丸治疗等，均收获良效。此外，张福麟治疗13 例西药无效者糖尿病合并周围神经病变老人，用养阴清热与活血化瘀中药，取得显效。高秀珍用参芪桃红汤治疗 20 例，在降糖与改善甲皱微循环有显效，并且肾病变、末梢神经炎、皮肤病、视神经炎等并发症亦随血糖下降而好转或消失。

（原载于《福建中医药》1991 年第 1 期）

第三节　论消渴病瘀血病理与补肾化瘀治则

消渴病（现代医学称糖尿病）多认为燥热与阴虚为主要病理特点，但由于燥热与阴虚引起的全身广泛瘀血病理现象鲜为引人重视。据《实用内科学》载因瘀血而导致的心血管疾病，占糖尿病病人死亡原因的70%以上，目前已成为威胁本病病人最严重的突出问题。

近代医学的发展，对糖尿病瘀血病理有了新认识，明确了由于胰岛分泌胰岛素不足，引起糖代谢障碍，产生高血糖，血液流变性异常（高黏状态），导致血循环障碍，心血管硬化等并发症由此而生。上海第一医学院编的《实用内科学》1963年版中述，该病的病理解剖：胰腺纤维化占23%，透明变占41%；肾脏肾小球硬化占25%~44%，动脉硬化见于半数以上病人。现代医学认识到糖尿病引起的上述变化，主要是血运的障碍，也就是祖国医学所称的"瘀血"。因此，糖尿病病人普遍存在着瘀血病征，其治疗不仅是养阴清热，而且还需结合活血化瘀。同时，从中医病理机制分析，"其本亦在肾"，所以立"补肾化瘀"治则。兹就其病理变化及临床应用进行初步讨论。

一、古代医家对消渴病的瘀血病理认识

消渴病瘀血的病因病理，我国早在《黄帝内经》中就有记述，《黄帝内经·灵枢·五变篇》："怒则气上逆，胸中蓄积，血气逆留，膻皮充肌，血脉不行，转而为热，热则消肌肤，故为消瘅。"汉代张仲景在《金匮要略》中简述了瘀血作渴的脉与舌表现曰："病人胸满，唇痿舌青，口燥，但欲漱水，不欲咽，无寒热，脉微大来迟……为有瘀血。"又曰："病者如有热状，烦满，口干燥而渴，其脉反无热，此为阴伏，是瘀血也。"此后，则很少医家对消渴的"血脉不行"进行深入研究与探讨，而注重于上、中、下三消及其相关脏腑肺、胃（脾）、肾三者之间的阴虚与燥热的病理变化方面的研究。直至清代，唐容川才提出消渴与瘀血的病理关系，他著的《血证论》有两篇论及瘀血作渴，发渴篇述，"瘀血发渴者，以津液之生，其根出于肾水……有瘀血，则气为血阻，不得上升，水津因不能随气上布"，是以发渴；在瘀血篇述，"瘀血在里则口

渴。所以然者，血与气本不相离，内有瘀血，故气不得通，不能载水津上升，是以发渴，名曰血渴。瘀血去则不渴矣……"他提出用四物汤加牡丹皮、蒲黄、三七、天花粉、枳壳等治疗。

二、消渴病瘀血病理的病机与临床证治体会

1. 其标为阴虚与燥热，"其本亦在肾，其制在心与肝"

祖国医学认为津血同源，互为滋生。津液与血液同属人体阴液。由于阴虚与燥热，可煎熬津液，津亏而血亦稠，不能载血畅行于脉，继而发生瘀血。血脉布行于周身上下内外，因此糖尿病瘀血现象是全身多脏器广泛存在的。至于阴虚与燥热的根本原因，应如历代医家所论及的三种因素：①先天肾阴不足（即现代医学所谓糖尿病的遗传性）或房劳过度肾阴亏损；②长期情志不遂，肝郁化火，灼伤肾阴；③久嗜肥甘厚味、辛热煿醇，中焦积热，久则耗津灼液，汲伤肾阴。观此3个因素，总归于肾，故云消渴病"其本在肾"。《素问·逆调论》云"肾为水脏，主泄液"，肾虚不约，液泄尿多。尿为津液所化生，多尿则津亏而致血稠，继而血行障碍，瘀血由生。

肾阴是人体阴液的根本，肾阴又叫"元阴""真阴"。人体生理应是阴阳平衡，水火相济。肾属水，心属火。由于肾阴亏损，水不济火，则心火旺盛，火能灼津劫液，津液亏损，故亦能导致不能载血畅行于血脉，瘀血由生。朱丹溪的消渴方中用生地黄配黄连，意在养阴生津而泻心火。肾为癸水，肝为乙木，两者有母子相生关系，有谓"乙癸同源"。肾阴亏损，肝失柔养，失其疏达之性，郁而化火，促生燥热，发为消渴。由于燥热，熬炼津液，使血液亦不能畅行于血脉，瘀血由生。同时，由肝郁而气滞，气不行则血亦不行，滞而亦生瘀。综上所述，故而消渴病瘀血病理"其制在心与肝"。

2. 补肾化瘀治则的应用

消渴病的标为阴虚与燥热，治疗时用养阴清热法，然因该病普遍存在瘀血现象，所以必须养阴清热与活血化瘀同步进行。具体运用时，必须权衡其标阴虚燥热的轻重及瘀血病变之多少，治以养阴清热为主抑或活血化瘀为主，但总不能离开补肾之本，因此在立法处方时，又需审明虚实标本之间的孰轻孰重，若肾虚明显则补肾为主兼以育阴化瘀；若瘀血症重时则应化瘀为主兼以清热补

肾；若阴虚燥热俱甚时又需主以养阴清热，辅以补肾化瘀。此外，补肾又有补肾阴与补肾阳之分，化瘀也有凉血化瘀与温通化瘀之别；化瘀必兼行气，气行血亦行；尚有阴阳两虚而致瘀、气阴两虚而致瘀者，此等不可不辨矣。补肾阴用生地黄、熟地黄、黄精、枸杞、山药，补肾阳必阴中求阳，加附子、菟丝子、覆盆子、仙灵脾等；养阴清热选丹溪消渴方、一贯煎、益胃汤等，热甚时人参白虎汤；活血化瘀选祝谌予活血降糖方为佳（木香10g、赤芍10g、当归10g、川芎10g、生黄芪30g、玄参30g、益母草30g、丹参30g、山药15g、苍术15g、葛根15g、生地黄15g），气虚血瘀者重用黄芪，加党参，气阴两虚加太子参，有气滞用柴胡、枳实；气虚血瘀可选补阳还五汤，气滞血瘀亦可选血府逐瘀汤。

◆　**病案1**

张某，女，57岁。

病人诉因日久家务操劳，自觉头晕目涩，口燥喜饮，胸闷，腰酸，右下肢后侧痛，尿多且多泡沫久置不消散，在院外治疗未效，特来诊治。脉弦，舌红少苔根暗紫。形体稍丰腴。测血压182/105mmHg。检查：饭后尿糖（++++），空腹血糖15.0mmol/L，眼底检查示：动脉Ⅱ°硬化。诊断：消渴病（上、下二消）。治以滋肾平肝，养阴润肺，活血化瘀。处方用一贯煎加味：钩藤15g、菊花10g、石决明30g、生地黄30g、麦冬10g、沙参30g、石斛15g、黄连6g、当归10g、川楝子10g、丹参15g、赤芍10g、牡丹皮6g、牛膝15g、枸杞10g，配合硝苯地平片，饭后1片，甲苯磺丁脲饭前1片，并嘱节食每餐100g饭量，禁辛热之品，注意休息。上方每日1剂，1周后复诊，诉头晕口渴明显改善，测血压156/95mmHg，尿糖（+++），继用原方去沙参、石斛、钩藤、石决明，硝苯地平片改每日早、晚各1片。1周后再诊，血压140/90mmHg，尿糖（+++），余症无明显减轻，拟肾阴亏损，瘀血难行，遂更方：生地黄15g、熟地黄15g、山茱萸10g、山药30g、枸杞12g、菊花10g、麦冬10g、葛根15g、当归10g、丹参20g、赤芍10g、牡丹皮6g、牛膝15g、三七粉3g（分吞），每日1剂，硝苯地平片减为饭后半片，甲苯磺丁脲用量如旧。四诊：诉诸证好转，腰酸及脚痛明显改善，但仍胸闷，舌根紫如旧，尿糖（++），血糖9.4mmol/L，药已见效，改用硝苯地平片每日早、晚各半片，中药原方去三七粉，每日 1 剂。按此方药调治 1 个月，4 月 5 日复查尿糖（阴性），血糖 5.44mmol/L。病已向愈，病人要求停药，为巩固疗效，嘱每日早、晚饭前服甲苯磺丁脲半片，中药每日 1 剂，4 月 22 日诊，查尿糖（阴性），告愈。

◆　病案 2

周某，男，45 岁。

病人近半年消瘦明显，口渴喜凉饮量多，易饥多食，多尿且其表层浮有多量泡沫久置不消散，疲乏腰痛，不能农事，既往嗜酒史 10 余年，诊脉弦数，舌质暗，尖红边有紫斑，舌下静脉青而粗，苔黄厚燥，面色暗红形体消瘦，巩膜无黄疸。肝功能：谷丙转氨酶 84U/L，麝絮（+++），麝浊 10 单位，锌浊 12 单位，乙肝表面抗原（HBsAg）阴性，尿糖（++++），血糖 20.2mmol/L。诊断：酒精性肝病，糖尿病。中医辨证：脾胃湿热，肝郁血瘀、肾阴不足。处方：苍术 15g、薏苡仁 30g、黄连 6g、黄芩 15g、石膏 30g、柴胡 10g、郁金 10g、枳壳 6g、丹参 15g、当归 10g、赤芍 10g、桃仁 10g、玄参 20g、生地黄 20g、黄精 15g，每日 1 剂，配合甲苯磺丁脲每日饭前 1 片，并戒酒节食每餐 100g 饭量。3 日后复诊，口渴减，苔较润，原方 3 剂。再诊，苔渐化转薄些，因虑有肝功能不佳，改甲苯磺丁脲每饭前半片，中药去石膏，继进。5 日后再诊：症状明显好转，舌暗改善，苔薄黄腻，再与原方 7 剂。4 月 11 日诊，尿糖（+++），舌暗退，但边仍瘀斑，药已中病，治不改辙，再进 7 剂。4 月 19 日诊：舌暗红边瘀斑较淡，苔薄黄腻，血糖 10.39mmol/L，尿糖（++），中药原方改黄芩 10g，7 剂，甲苯磺丁脲改每日早、晚饭前半片。4 月 26 日诊：尿糖（++），仍服原方。5 月 3 日查尿糖（+），病已趋愈。

（原载于《福建中医药》1991 年第 3 期）

第四节　关于开展中医内科急症治疗之管见

　　祖国医学有着数千年的光辉历史，有丰富的临床实践与理论基础，对于我国民族的繁衍昌盛有巨大的贡献。即使在现代医学科学十分发达的今天，中医中药仍被广大伤病人欢迎。但是，我们也必须看到，由于近百年来西方医学的输入及我国新医学的发展，中医中药这门学术也逐渐面临着一些问题，如因现代医学在检查疾病的手段与治疗给药途径、剂型方面更适合于急症病人，因而在人们头脑中就逐渐形成了"急性病找西医，慢性病找中医"的习惯。这样一来，急症病人找中医治疗的就少了，从而祖辈留给我们的许许多多行之有效的治疗急症方法经验就被忽视甚至失传，更说不上发扬光大。可是急性病威胁着人民的生命健康，中医中药能否有效地予以治疗，这是中医药事业能否自立于中华医学之林的重要因素之一，也是中医药事业能否兴旺发达的标志之一。随着时代的发展，医学分科势在必行，祖国医学也不例外，中医内科是中医临床最基本学科，其病种较多、证情较复杂，急症也最为常见。因此，开展中医内科急症治疗与研究是推动中医药事业发展的当务之急，也是实现中医现代化所必须走的第一步。

一、祖国医学对治疗急症的贡献

　　祖国医学对于急症的诊治有许多文献记载，早在春秋战国时代，我国最早的一部经典著作《黄帝内经》就有对某些急症的记述，如《素问·举痛论篇》关于五脏卒痛的鉴别诊断、病因、病理；《素问·厥论篇》关于厥逆的成因，此外还有疟疾、黄疸、痢下、肠痈、疮疡等急性病的记述。到了东汉时期，张仲景著《伤寒杂病论》，后世把它分为《伤寒论》与《金匮要略》二书。《伤寒论》是一部内科急性热病的诊治专著，对于内科外感急性热病以六经辨证为纲，阐述其病因、病理，发生演变，以及治疗措施。特别是对厥逆的辨析与救治方法则是成为后世医家的临症指南。《金匮要略》所记述的诸种内科杂病，其中许多也是急性病，如痉、湿、暍病、疟疾、中风、历节、胸痹、肺痈、腹满、寒疝、宿食、黄疸、吐衄、下利、蛔虫痛等。后至晋代葛洪撰的《肘后备急方》、唐代孙思邈撰的《备急千金要方》等，都有许多急症救治方法的记载，也为后世医家所推广应用。到了明清时代，温病学的发展，如叶天士的《温热论》、吴鞠通的《温病条辨》用卫气营血和三焦学说阐述外感热病的病因、病机、预防和治疗，可说是内科急性热病诊疗的重大发展，足可与《伤寒论》的贡献相提并论，它至今仍有效地指导着内科感染性急病的诊断和治疗。除此之外，在民间还流传着许许多多单方、验方，以及针灸、刮痧等内科急救的中医中药方法。综上所述，历史证明中医中药是能够并有效地诊治急症的。

二、现阶段如何开展中医内科急诊

内科急症病情重，发展演变迅速，对生命威胁大。治疗急症必须争分夺秒抢时间，措施要求必须有速效、良效，才能攻克急、重、险的难关。目前中医对急症治疗所存在的问题：诊断方法古老，手段落后；剂型单一，给药途径不能适应病情的需要；缺乏有经验的老中医把关，疗效不稳等三大问题，要解决这些问题个人有以下管见。

（1）首先要领导重视，特别是负责中医工作的领导同志，要关心中医力量的培训与配备，大力组织中医急诊队伍。在省、市一级及中医大专院校成立急诊研究室，以内科急症为中心，带动其他各科的急症研究（福建省中医工作领导人已认识到这个问题的重要性，正在着手抓这项工作）。

（2）组织编纂《中医内科急诊学》，初稿由各大专院校及其附属医院分配承担某些章节内容。各承担单位结合各自经验，必须全面收集古今有关中医急诊内容，特别是当今的中医药研究成就，经过临床验证与实验室观察，确实有效的载入书本。

（3）各级中医学会设立内科急诊研究小组，开展急诊课题研究，定期交流研究进展情况及成果。

（4）在省、市、地、县各级中医院及各大中专中医院校的附属医院开设急诊室，必须坚持中医理论指导的急诊措施，在经验不足的情况下，可配备西学中人员参加协同诊治，以利工作开展。

（5）中医内科急症研究的当务之急是如何救治闭、脱、痉、厥（包括各种原因的休克、昏迷、抽搐、心力衰竭、呼吸衰竭），以及高热、大出血等急重病症，同时对各脏腑的急重症（包括肺炎、心绞痛、胆道感染、尿路感染、

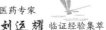
急性胃肠炎、急性肾衰竭、各类脑炎及脑血管意外等）的救治应抓紧研究。

（6）抓紧中药的剂型改革与给药途径的改革。此项研究，必须提高到高度急迫的任务来对待。必须注重中草药各种针剂的制备，同时也得发挥其他各剂型（如汤液浓缩剂、散剂、片剂、丸剂等）的作用。

（7）开展中医内科急症治疗，必须大力提倡针灸治疗，在很多急诊的救治中若有针灸配合以药物，则疗效更速。

（8）在急症的检查诊断方法上尽快实现现代化，必须应用现代科学仪器进行观察分析，特别是脉象、舌象的诊断，同时对诊断标准、观察指标要统一化、客观化、现代化。这样才能在急诊时不误病情，使治疗措施稳准而有力。

（9）中医护理力量必须紧紧跟上，包括中医护士的培养，急诊室的配备，急诊药物的供应，以及急诊所需煎药设备（如电炉、药罐等）。

（10）在医院里死人是不可避免的事。只要医护人员尽了自己的责任，在中医急诊中死了病人（与在西医病房急诊中死了人一样）也属情理可容，领导应组织讨论总结经验教训，不要因中医急诊死了人，就横加指责，否则，会使中医急诊研究遭到无端扼杀。

对于如何开展中医内科急症治疗的肤浅看法，或有误谬之处，为了中医事业的兴旺发达，敬请同道指正。

（原载于《福建中医药》1983 年第 1 期）

第五节　叶桂"卫气营血"的内涵及其在急症中的应用

　　清代著名温病学家叶桂，突破《伤寒论》六经辨证的框架，创立"卫气营血"辨证法，开温病辨证施治之先河，为温病学说奠定了理论基础。叶氏将外感温热病分为卫、气、营、血 4 个阶段，概括其发展过程中 4 类不同的证候与治法，揭示外感温热病由浅入深的发展传变层次的诊治规律。《外感温热篇》为叶氏门人根据叶桂口述所整理，其中写道"大凡看法，卫之后方言气，营之后方言血""在卫汗之可也，到气才可清气，入营犹可透热转气……入血就恐耗血动血，直须凉血散血……"。叶氏的这一理论，至今仍有效地指导着临床，应用体会本文兹简述如下。

一、"在卫汗之可也"的内涵与应用

　　温热之邪侵犯人体，多从口鼻而入，首先侵袭肺系。叶桂谓："温邪上受，首先犯肺。"吴鞠通则发挥说："凡病温者，始于上焦，在手太阴。"肺为五脏之华盖，首当其冲。邪在表，郁于卫分，邪正相争，又因温为阳邪，故起病发热微恶寒，与伤寒之恶寒发热者不相同。遵《黄帝内经》"治热以寒""郁者达之"之旨，在卫分阶段治则为辛凉透表。所谓"辛"，即辛凉宣达、宣通肺气、疏达腠理。叶桂立法，"在卫汗之可也"。所谓"汗"，并非指辛温发汗，误汗则伤阴助热，而是意在宣达肺卫肌表之郁热，使之轻散外透，则营卫调和，津液四布，微微汗出，不发汗而得汗，邪随汗解，斯为"汗之"意也。

　　关于卫阶段的临床用药，叶桂指出："在表初用辛凉轻剂，挟风则加入薄荷、牛蒡之属，挟湿加芦根、滑石之流，或透风于热外，或渗湿于热下，不与热相搏，势必孤矣。"临床常选用银翘散、桑菊饮为主方加减，若发热甚加青蒿、黄芩，无汗青蒿量宜重些。青蒿宣透之力强，借之透热于外；黄芩清热之力胜，借之清热于里。咽喉为肺之门户，咽红肿痛明显时，用银翘散为主方；咳嗽明显时，用桑菊饮加鱼腥草为主方加减。临证又需辨别表邪之轻重，热邪之多少，挟风挟湿兼症之程度，分别处理。若脉浮不甚数、身热不甚、咽痛而不甚红、口干不明显、舌润苔薄白或微黄，此为风邪郁表为主，用荆芥、淡豆豉、牛蒡子、薄荷、蝉蜕之属，透风于热外，以辛开郁邪，辅以银翘、竹叶清化而取效；若脉数明显、身热重恶寒轻、口干欲饮、咽红肿痛、舌红苔薄黄干，此为热重火郁不宣，治当清热为主，佐以辛散，重用银翘、板蓝根、黄芩之类，清热于里；若挟湿者，症见身热不扬、头重身倦、胸闷不饥、舌滑润或薄腻、脉濡数或不甚数，其治宜加藿、佩、朴、蔻、杏、滑之流，此则上、中、下分消，使湿不与热合，事半而功倍。

二、"到气才可清气"的内涵与应用

叶桂云："卫之后方言气。"气分是温邪由表入里、邪气盛而正未衰、邪正相争激烈阶段，表现热证、实证。其发病途径，可由卫入传，或邪热直入气分，或伏邪内发。其发病部位广泛，或在肺，或在胸膈，或胃肠，或在肝胆，或在膀胱……但有共同的症状特点，即发热不恶寒，反恶热，口渴欲饮，汗出，舌红苔黄，脉数有力。其治则为"热者寒之"，选用寒凉清泄药物，以清泄里热。

可是叶桂为何云"到气才可清气"？因邪热虽入气分而有气分之见症，倘若卫分证未罢，不可过早纯用大寒清热之剂，否则反致表郁热遏、凝滞难解，必待卫分证全罢、气分热甚时，才可专清气分，斯其意也。

关于叶桂治疗热在气分的方法，在《外感温热篇》中记述有战汗透邪、辛开苦泄，通下法等。如曰"其邪始终在气分流连者，可冀其战汗透邪，法宜益胃，令邪与汗并，热达腠开，邪从汗出""气病有不传血分，而邪留三焦，亦如伤寒中少阳病也，彼则和解表里之半，此则分消上下之势，随证变法，如近时杏、朴、苓等类，或如温胆汤之走泄，因其仍在气分，犹可望其战汗之门户，转疟之机括""三焦不得从外解，必致成里结，时结于何？在阳明胃与肠。亦须用下法……脘在腹上，其地位处于中，按之痛，或自痛，或痞胀，当用苦泄……舌或黄或浊，可与小陷胸汤或泻心汤，随证治之……"

叶氏上述所示3法，乃温邪挟湿或湿温病之治法。倘若纯为温热之邪，其治法有5点：①气热初起未炽，用凉剂微清法，如银翘、竹叶、芦根之类；②若热邪炽盛，症见高热、汗出、渴饮、脉洪大，可用辛凉重剂白虎汤之属治疗；③热邪甚结于阳明腑实者，症见高热烦渴、腹胀痛、便秘，或为热结旁流，下恶臭之粪水，或谵语，又须用承气辈治疗；④若邪热生毒化火，上攻头面，内结脏腑，直须芩、连、栀、柏之流，苦寒直折，泻火解毒，如清瘟败毒饮、三黄泻心汤、黄连解毒汤等；⑤若热甚伤津时，又需配伍甘寒生津之品，如沙参、麦冬、石斛等。此乃温热病在气分阶段之正治也。

◆　病案

许某，男，29 岁。

发热微恶寒，体温 39.1℃，伴咳嗽痰黄、左胸痛入院。血常规提示白细胞总数 23×10^9/L，中性粒细胞比例 0.85。X 光胸透示左下肺炎。脉浮数大，舌红苔黄腻。诊断为风温病。乃风热犯肺、表热未尽、里热炽盛，治宜疏风清热。药用：青蒿 30g、黄芩 30g、金银花 30g、葛根 30g、鱼腥草 50g、石膏 100g。水煎 2 次分服。6h 后体温开始下降，次日趋于正常。原方减青蒿、石膏之量继治，热无再升。

【按语】本方药味不多，而用量重。取青蒿辛凉，善于透里热于外；金银花、鱼腥草、石膏性味既辛又寒，清热之中寓以辛散；配葛根解肌泻热；黄芩直折里热，故能药到邪热渐退。

三、"入营犹可透热转气"的内涵及应用

叶桂云"心主血属营""营分受热则血液受劫"。热邪在气分不解传入营分，或热邪由卫分直入营分（叶桂谓"逆传心包"），或起病骤急未见气分证候而即见营分证候（称"伏气温病"），此时热邪在营分，耗伤营阴（血中之津液）。心包是心之宫城，代心受邪，所以此阶段主要表现热伤营阴及热陷心包两大证候。前者主症为身热夜甚、心烦不寐、舌绛脉细数，后者症见神昏谵语、舌謇质绛、脉细数。

关于其治疗原则，叶桂指出"犹可透热转气"。此言"犹可"，即还可以之意；"透"，即透达之意；"转"，即转出之意。这就是说，热邪入营，还可以用透达方法，使邪热转出气分而外解。

叶桂为何说"犹可"？盖热邪入营，虽伤营阴，但尚未伤及肝血与肾精，正气始衰尚能抗邪，仍有驱邪外出之势，故云"犹可"。

叶桂为何用"透"与"转"的方法？可能原因有以下 2 点：①由于热伤营阴，即血液受灼而亏，则运行障碍，热毒壅遏，气机不畅，热难外泄，故应于清营养阴之中兼以宣畅气机，此即"透"与"转"之意；②因入营阶段病情多

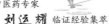
兼有痰热、湿浊、瘀血、腑气不通等病理因素，阻碍气机，热毒与上述病理因素互为胶滞，难以驱解，故应兼以疏解宣达法，此亦"透"与"转"之意也。

叶桂"透热转气"的用药方法为"撤去气药"，用"犀角、玄参、羚羊角等"，以清营养阴。又分辨"从风热陷入者，用犀角、竹叶之属；如从湿热陷入者，用犀角、花露之品，参入凉血清热方中"。他用竹叶、花露，以透热转气。竹叶能清风热而宣郁，以畅气机，乃竹性条达是也；花露乃晨间花上之露，有花之芳香清疏之性能，可疏通气机。上两味俱泄营热外达之功效。晨间金银花捣后服下有清解疏达之功效，并能清热。现时每用吴鞠通之清营汤，方中取金银花之性味辛凉芳香配连翘、竹卷心之清心泄营分之热，"盖心主血属营"也。他又云："若加烦躁，大便不通，金汁亦可加入。老人或平素有寒者，以人中黄代之。"此"金汁"与"人中黄"，均可清泄解毒，开营热外达之路，亦是"透热转气"之意也。

叶桂云："其热传营，舌色必绛……纯绛鲜色者，胞络受病也，宜犀角、鲜生地黄、连翘、郁金、石菖蒲等……或平素心虚有痰，外热一陷，里络就闭，非菖蒲、郁金所能开，须用牛黄丸、至宝丹之类，以开其闭……"菖蒲、郁金或牛黄、至宝等均为开窍通闭，导营热外达，以透热转气。

临床所见流行性乙型脑炎（乙脑）、流行性脑脊髓膜炎（流脑）及感染性中毒性脑病，与温热病之热入营分病证相吻合。可采用吴鞠通氏所创制的清营汤为主方，选配三宝（安宫牛黄丸、至宝丹、紫雪丹）常可取效，痰多加竹沥、胆南星、天竺黄、瓜蒌之类，便秘者用增液之法，如玄参、天花粉、生首乌之属。

◆ **病案 1**

丁某，男，1 岁。

因高热 20 天入院，曾检查血常规提示白细胞总数 41×10^9/L。诊断为败血症。用先锋霉素等罔效。发热至夜尤甚，哭扰不宁，哭声低，指纹细淡紫至气关，舌绛无苔而干。按叶桂"色绛而舌心干者，乃心胃火燔，劫烁津液，即黄连、石膏亦可加入……若舌绛而干燥者，火邪劫营，凉血清火为要"，拟竹叶石膏汤去半夏合犀角地黄汤（水牛角代犀角），加金银花、连翘、栀子、竹叶、葛根，以"凉血清火"。2 剂热退，诸症均瘥。

◆ 病案 2

林某，男，32 岁。

病人系肺结核空洞、肺源性心脏病（肺心病），兼糖尿病，近日合并感染发热，咳痰黄，喉中痰声，时有谵语，入夜尤甚，西药治疗未效。舌绛少苔而薄黄。患有肺痨、消渴病，心虚有痰，复染热毒，营血受灼，有热陷心包之势。急拟用竹沥、胆南星、菖蒲、郁金、黄连、生地黄、牡丹皮、赤芍及安宫牛黄丸等。药进 2 剂，症状明显改善，热退神清。后用玉泉丸等图治。

四、"入血直须凉血散血"的内涵及应用

"心主血属营"，邪热在营分每易传入血分，临床常为营血证候并见。血分证也可由气分直入血分者，称气血两燔；或起病未见气营证而径见血分证，称伏邪内发。此阶段每因血热而动血妄行、血热而动风致痉、血热消耗真阴成厥、血热相搏成瘀等，病情深重而复杂，所以叶桂谓"入血就恐耗血动血，直须凉血散血"。治疗用药上，他用犀角、生地黄、牡丹皮、赤芍、阿胶等，旨在清热凉血、养阴化瘀。此为以凉散之法退热。

1. 血热外发斑疹

叶桂云："营分受热……或斑点隐隐……点大而在皮肤之上者为斑……琐碎小粒者为疹。"此乃热深动血、血溢脉外成瘀。关于其治疗，他说"重用玉女煎"，《余师愚疫病篇》说"可用白虎、三黄、化斑、解毒等汤"。现代临床所见的有急性传染病，如麻疹、伤寒、流脑、重症肝炎等病所发皮疹、皮下斑点或瘀斑，均可属此类。曾对重症肝炎见皮下瘀斑、高热昏谵、深度黄疸者，用大剂茵陈蒿汤合犀角地黄汤加安宫牛黄丸等而得救者有之，其中大黄用量可达 30g，以行瘀泻热，配牡丹皮、赤芍，以凉散泻热。

2. 血热妄行而衄血、咯血、吐血、便血

热伤阳络、血上溢，则鼻衄、咯血等；阴络伤，则血下渗，如便血、尿血等。此时治疗应守叶桂之旨，用"凉血散血"法，吴鞠通用犀角地黄汤合银翘散主之。余师愚则用清瘟败毒饮增石膏、芩、地、瓜蒌、桑白皮等。若热邪入里损伤肠络，则便黑如柏油，治宜凉血解毒、救阴泻热、化瘀止血。薛生白提出用"大剂犀角、生地黄、赤芍、牡丹皮、连翘、紫草、茜草、金银花等味"。

◆ **病案**

陈某，女，36 岁。

高热黄疸，右上腹痛，伴反复下黑便。诊断为胆囊炎、胆石症，伴出血不止，西药罔效。按薛生白云，方用四逆散合犀角地黄汤加金银花、蒲公英、黄连、生大黄粉、三七粉等（水牛角代犀角）。2 剂血止，未再复发。

3. 瘀热相搏

叶桂云："有热传营血，其人素有瘀伤宿血在胸膈中，挟热而搏，其舌色必紫而暗，扪之湿，当加入散血之品，如琥珀、丹参、桃仁、丹皮……若紫而肿大者，乃酒毒冲心；紫而干晦者，肾、肝色泛也，难治。"曾治酒精性肝硬化 1 例，一次酒后发作如癫似狂，舌紫绛肿大，用血府逐瘀汤加黄连一味而神安。又会诊一败血症病人纪某，因机械性子宫损伤感染，高热昏迷，舌紫晦干瘦，用生脉散合清营汤加至宝丹而得救。

近代临床谓感染性中毒性高热昏厥兼弥散性血管内凝血（DIC）病症（热甚瘀血型），即是热入营血的危重阶段。因热毒壅盛、灼津耗血，则血为邪滞、气为血阻，可见心包络与脉络闭阻之危症，如唇紫甲青，头身热灼，四肢厥冷，昏迷，其脉沉伏细微，舌紫绛干或晦暗。此时治疗，余师愚主张用大剂清瘟败毒饮。临床上尚须合血府逐瘀汤、牛黄、至宝丹之类，急解毒泻火、凉血散血、开窍通闭，并配合西医抢救，则可挽救。

综上所述学习叶桂的卫气营血学说，必须理解其内涵并应用于临床；在诊治急性感染性热病时，主要掌握其辨证规律与治疗原则，选用适当方药，便可取得显效。

（原载于《中医函授通讯》1992 年第 3 期）

第六节　昏迷临证辨析

昏迷是中枢神经系统受到严重抑制的一种症状，表现为意识完全丧失，严重者对外界任何刺激不起反应。在祖国医学文献记载中描述为"昏不识人""不省人事"，或"昏愦""昏厥"等，其病理机制为"心主神"的功能严重障碍，即所谓"心包受邪"或"心神蒙蔽"。以现代医学来说，常见于热性流行性疾病，如乙脑、流脑、疟脑、中毒痢，也常见于某些病的严重阶段或末期，如肺炎脑病、感染性中毒性休克、肝昏迷、尿毒症；还有脑部疾患如中风、癫痫、脑外伤等也可出现昏迷症状。祖国医学在长期医疗实践中对昏迷的认识与治疗积累了丰富的理论与经验，特别是清代温病学家叶桂、吴鞠通等对温病昏迷论述较为精辟，在临床上有很大指导作用。近年来在临床上运用中医理法方药，治疗某些昏迷病人尚有一定体会，兹浅述如下。

一、辨证要点及救急之法

昏迷乃危重之证，医者务须辨证明确，庶可挽救于垂危。临证时务必首先分辨其属于闭证或是脱证，然后施以急救。

● （一）辨证要点

闭证：昏迷时伴见口合目开，呼吸气粗，两手握拳，大便秘或小便癃闭。脱证：昏迷时伴见口开目闭，息微自汗，手撒肢软，二便失禁。闭证又须分辨寒闭、热闭，若为寒闭者多因于痰湿或寒痰上壅蒙闭心阳，病人静而不烦，面色苍白，舌苔白，舌质淡红，脉沉细或沉迟；若为热闭者，每因热陷心包或心肝火盛，心神被熏，或痰热蒙蔽，症见面赤烦躁，舌红，苔黄或焦黑，脉数或滑数有力。

脱证，分辨是亡阳虚脱还是气津两竭。亡阳者伴见四肢逆冷过肘膝，胸腹不灼热，头身冷汗，舌淡苔白，脉细微；若气津两竭者伴见汗多体倦，舌绛而燥，脉细促或微细欲绝。

● （二）急救方法

必须争分夺秒，采取应急综合措施，针灸领先，继以中成药及针剂使用，随后汤剂灌服或鼻饲。

1. 针灸

首先针刺人中穴，强刺激，轻症即可苏醒，若属闭证则加刺十宣、涌泉穴；若属脱证则加针百会、足三里穴，用补法；若属亡阳就应加灸神阙、膻中、气海或关元穴（选其中 1~2 穴）。

2. 中成药

凡闭证牙关紧闭，则用乌梅擦牙或用开口器，或用通关散搐嚏。若属寒闭者用苏合香丸，痰多加姜汁；若为热闭则用牛黄清心丸或安宫牛黄丸，或紫雪丹，或至宝丹，均每次 1 丸，每日 2~3 次。上述均得溶化后灌服或鼻饲。

3. 注射剂

凡因热闭而昏谵者选用醒脑静注射液，肌内注射每次 2~4ml，每日 2~3 次；或用静注法，每次 20ml 加 5% 葡萄糖液稀释成 50ml 静脉推注，或静脉滴注。若属气脱者可选用人参注射液，每次 6~10ml 加 50% 葡萄糖液中静脉推注；若气津两竭则可选用参麦注射液 10~20ml 加 50% 葡萄糖液 40ml 静脉推注。病情改善后可改为加入 10% 葡萄糖液中静脉滴注。

4. 汤剂

（1）属于气阴两竭者可用生脉散或加减复脉汤。

（2）属寒证脱证者可用独参汤或四逆汤，若漏汗不止者加煅龙牡、山茱萸。

（3）属于热证闭证则按温病辨证施治。

二、临床证型辨析

昏迷症状出现提示病已进入垂危阶段，一般常有如下几种证型。

● （一）热毒内陷心包证

◆ 病案

某青年农民，住院外科，因头额部生疔走黄，寒战高热，神识模糊不清，请中医会诊。症见面目赤肿严重，烦躁肢厥，摸胸腹灼热，按脉数大，察舌质鲜红苔黄燥，其家属云：便秘溲短赤，曾用过青霉素及金霉素未见好转。脉症合参，认为热毒炽盛，内陷心包，津液受损，幸体质尚壮，拟大剂清热解毒，生津通下，佐以凉开药。处方：金银花、连翘、蒲公英、紫地丁、升麻、赤芍、牡丹皮、玄参、麦冬、生地黄、大黄、青蒿、黄芩、黄连、人中黄，水煎，牛黄清心丸化服。服药 1 剂后下粪一盂，寒罢热减，神识转清，后以清热解毒，生津托毒而收功。

●（二）湿热上熏阻闭清窍证

◆ 病案

游某，男，58 岁，因肝炎好转复染菌痢，发热夜甚，谵语，神识不清，住传染科，请中医会诊。症见面苍黄，形体消瘦，询其家属，诉痢下如酱泥恶臭，时时张口弄舌，察舌红苔薄黄根腻，摸腹热而胀满，按脉虚大而数。诊拟热邪伤阴，湿热熏蒸于上，清窍蒙蔽。处方：茵陈、薏苡仁、青蒿、黄芩、黄连、葛根、厚朴、滑石、竹叶、菖蒲、郁金、六神曲、西洋参，水煎，安宫牛黄丸化服。药进 2 剂神清便爽，能起立行走，少进稀粥。

●（三）阳明腑热上扰神明证

◆ 病案

某壮年男性农民，夏月收谷自觉疲乏身热，晚餐饮酒，意欲解除疲劳，夜半突发腹部绞痛叫呼异常，急诊入院内科，诊为胰腺炎，经西医用抗生素、镇痛剂、输液等治疗罔效，求中医会诊。症见神昏谵语，面赤气粗，目开口合，虽角弓反张样侧卧，腹胀满不可触，触之则全身抽搐，身热肢厥，家属云二便不通，以压舌板开口察舌质红、苔黄燥，按脉洪大有力，血常规提示白细胞总数 $21 \times 10^9/L$，中性粒细胞比例 0.87，尿淀粉酶 1300U/L。诊断：暑热伤中，阳明腑热上扰神明，处以大柴胡汤加芒硝、金银花、生地黄、牡丹皮、钩藤、石膏，水煎，紫雪散冲服。药后，大便通泄二次，神清，腹痛大减而可触摸，继以清暑泻热法而愈。

● （四）热邪挟瘀证

◆ 病案

某产妇分娩后发热不退渐至神识模糊，住妇产科，诊为产后感染败血症，经用抗生素、输液未效，求中医会诊。询知产后恶露不多，会阴切缝处红肿，二便不通，小腹硬满，插有导尿管。按脉数虚大，舌红暗紫，苔黄浊。拟为热入血室，投以小柴胡汤加减。处方：柴胡、黄芩、金银花、蒲公英、桃仁、赤芍、益母草、大黄、芒硝、生蒲黄、太子参。药后下恶露甚多，二便亦通，神清热减，后以清热化瘀收功。

● （五）痰热蒙闭证

◆ 病案

叶某，女，50岁。中风神志模糊，时昧时清，右半肢体瘫痪，身热烦躁，咳嗽痰鸣，面红唇赤，口闭，目半开，大便不通，住内科经西医救治后血压已降至170/95mmHg，病情稳定，但3天来神识仍然未能清醒，失语，便秘，家属迫切要求服中药治疗，请中医会诊。脉弦滑而数，舌红苔黄厚腻，按此脉证无非痰热为患，清窍被蒙。处方：竹沥、胆南星、菖蒲、郁金、青蒿、黄芩、黄连、大黄、丹参、赤芍、桃仁、牛膝，水煎，安宫牛黄丸化服，上方服2剂后热退神清，已能言语，大便通泄多次，后转化痰化瘀通络之法。

● （六）寒痰上壅、蒙闭心阳证

◆ 病案

郭某，7岁。因受凉之后突然神识不清一天不醒，口吐白沫，急诊入院内科，当时检查血常规提示正常，无脑膜刺激征，西医诊断不明，请中医会诊。脉细滑无力，舌淡苔白，面色苍白，目闭口合不紧，四肢不温。认为患孩先天不足，感受风寒之邪，直中少阴，急针刺人中穴，未能见效，后加灸神阙穴，针足三里穴加灸，患孩能呻吟，但仍不识人事，便处以四逆汤加桂枝，配服苏合香丸，药后渐渐清醒能语。

● （七）气津两竭、内闭外脱证

◆ 病案

纪某，女，36 岁。机械性子宫穿孔，腹膜炎，术后第 9 天因感染性中毒性休克，请中医会诊。症见神志昏迷，张口呼吸，高热肢厥，腹胀如鼓，二便有通，脉细数无力，舌淡红稍带紫晦，苔薄黄根浊，血压 84/60mmHg，血常规提示白细胞总数 38.9×10^9/L，中性粒细胞比例 0.94，中毒性颗粒（++）。心电图提示缺钾，心肌炎。脉症合参，乃热毒内闭心营，气津两伤，内闭外脱。急拟益气养阴，清营开窍，用生脉散合清营汤化裁：别直参（高丽参）、麦冬、五味子、水牛角、牡丹皮、玄参、生地黄、黄连、金银花、连翘、竹叶、木香、陈皮，水煎，至宝丹研化冲服 1 剂，鼻饲。次日神清，腹胀松弛，药已中病，原方去至宝丹，再进 1 剂，后以益气养阴、健脾宽肠消导而病趋好转。

三、体会

（1）临床昏迷病人很多，但多为温热病所致，而用温病辨证论治方法每每取效。凡属热证，闭证均可用针刺十宣穴放血及针刺曲池穴外，还均常用中药泻下，釜底抽薪，这犹如西医用脱水剂之降低颅内压，再结合上述辨证用药，多能取得较好效果。

（2）中成药"五宝"选用务须明确：牛黄清心丸用于浅昏迷而烦躁不安者；安宫牛黄丸用在轻、中度昏迷而有痰热之象者；至宝丹则用于深昏迷而静者；紫雪丹则用在高热躁动便秘者甚效；苏合香丸只在寒湿或痰湿昏迷时方可选用。有一首口诀："乒乒乓乓紫雪丹，不声不响至宝丹，糊里糊涂牛黄丸"，实具临床指导意义矣！

（原载于《福建中医药》1985 年第 2 期）

第七节　急症高热治疗体会

一、辨析热型

发热是一个症状。急症高热除了有与疾病相关的并发症状鉴别外，还须运用前圣对发热的不同热型辨析法，这是辨证的关键之一。常见热型有如下。

（1）恶寒发热型：即病人自觉发热同时又有恶寒，此邪在表，但又须辨其寒热轻重多少而分为表寒或表热证，而选用辛温或辛凉法。

（2）寒热往来型：即病人自觉一阵寒，一阵热，交替发作，此邪在少阳半表里，宜用和解法，若挟湿痰秽浊者，其舌苔厚浊腻，又须分辨邪漫三焦抑或邪郁募原，从而选用宣泄或透达法。

（3）但发热不恶寒或日晡发热型：即病人仅自觉发热甚（壮热）而无恶寒，或日晡发热甚，此邪已入里化热在阳明经，未见腑实者可予辛凉重剂，见腑实者可苦寒泻下之。

（4）身热不扬型：即病人肌肤发热明显，体温较高，但自觉热不甚，此多为湿热之邪留恋三焦，则宜分消上下，清热化湿。

（5）高热入夜尤甚，伴舌绛，心烦不寐，或见神昏谵语，或见斑疹出血者，此邪入营血分，急须清营凉血，神识昏谵者兼开窍，动风者又须平肝熄风。

（6）憎寒壮热肢厥型：即病人自觉恶寒甚而战栗，四肢厥逆，但其头身胸灼热，体温可高达40℃以上者，此为邪正相争剧烈。正胜则转阳，寒罢汗出热退；正衰则转阴，亡阳汗出虚脱。临床上前者可见于疟疾及严重感染性疾病，后者可见于感染性中毒性休克。此时医者务须细察，明辨寒热虚实真假，审证施治。

二、辨证与辨病结合

急症高热病情急而重，治疗必须迅速有力，要达此目的，除了遵循中医理论审证求因、辨证施治外，还可运用现代医学知识及检测手段，并应用现代中医药科研成果，选择针对性强、有专效高效速效的中草药制剂进行治疗。对于高热的辨治要做到以下几点。

（1）注意发病季节与当地流行病情况，有无传染病接触史等。

（2）参照西医的热型分类，了解其发热缓急及病程经过，如急性传染病，各种急性感染性疾病、疟疾、中暑等，其起病急，病程短；若发热超过两周者应注意有否结核、伤寒、风湿热、白血病、肿瘤等。

（3）了解伴随不同系统器官的症状，全面体检，发现阳性体征，配合化验、X线、心电图、超声波等检测，以及时找出病因，为此在中医辨证基础上结合西医辨病，可迅速控制病情，提高疗效。

三、急症高热的应急措施

（1）针刺疗法：高热急症配合针刺法治疗往往可取得速效，常用有十宣穴放血，针刺大椎、合谷、曲池穴，无汗加合谷穴，有汗加间使穴。

（2）针剂应用：随着中草药剂型改革及给药途径的发展，经临床验证鉴定有效的针剂很多，目前常用的有柴胡注射液，凡邪在卫气分者均可应用；若属病毒感染可配合板蓝根针剂，呼吸道感染可用鱼腥草针剂，若热毒盛者可用银黄或穿心莲针剂，若热入营血分者可用醒脑静注射液。上述肌内注射应每次2~4ml，每日2~4次，作常规用药。

（3）成药应用：若表证偏寒可用生姜汤饮服，偏热可服羚翘解毒丸，每次2丸，每日4次，热入里高热口渴者可用生石膏粉10g冲开水服，每日3~4次，有腑实可用大黄粉3~5g冲服，热甚烦躁者用紫雪散，每日2~4支分服。

（4）中医护理：邪在表高热者可用荆芥、薄荷煎汤擦浴；邪入里高热者可用石膏水擦浴；挟湿者均可加藿香，若为暑天高热可用六月雪煎汤频饮，或六一散泡饮。

◆ 病案 1

卢某，女，54岁。

恶寒发热5日未罢，伴咽痛咳嗽痰白黏，少汗，口干少饮，纳呆，小腹拘急，腰痛，尿频短涩痛，便秘2日。脉数舌红苔中间和根部黄厚腻。体温39.6℃，血常规提示白细胞总数 7.4×10^9/L、中性粒细胞比例0.81，尿爱迪氏计数白细胞4800万个/12h，红细胞1000万个/12h，尿常规提示脓球（+++）、蛋白少许。既往有肾盂肾炎史。拟诊：膀胱湿热内蕴，外感风热袭肺。治用：荆芥 12g、淡豆豉 10g、金银花 20g、连翘 12g、紫花地丁 20g、青蒿 15g、黄芩 10g、滑石 12g、瞿麦 15g、萹蓄 15g、木通 6g、车前 15g、藿香 10g、厚朴 6g、大黄（后入）6g，水煎，每日 2 剂，配合柴胡注射液 4ml 肌内注射，每日 4 次，药后 4 小时体温开始下降，3 日热退净。继以清热化湿收功。

◆　病案 2

张某，男，27 岁。

寒热往来，口苦，右胸胁痛 9 日入院，体温 38.5 ℃，血常规提示白细胞总数 18.7×10^9/L，中性粒细胞比例 0.87，B 超报告肝脓肿，大小 6.0cm × 6.7cm × 8.3cm，肝穿刺抽出脓液色黄质稠，送培养有大肠杆菌生长。发病前有大量饮酒史，拟系肝胆热毒蕴积。用小柴胡汤合仙方活命饮治之：柴胡 15g、黄芩 15g、金银花 30g、紫花地丁 20g、蒲公英 20g、赤芍 10g、天花粉 12g、浙贝母 12g、薏苡仁 30g、桃仁 10g、皂刺 10g、炮山甲 10g。每日 1 剂，药后 4h 热开始下降，7 日热退净。1 月 19 日复查血常规提示正常，仍继解毒消脓为治。病人自动出院，B 超复查报告脓肿已缩小为 4.2cm × 3.2cm。出院后继服解毒剂，随访已痊愈，B 超报告肝影正常。

◆　病案 3

梁某，男，57 岁。

身热不扬 20 日不解，伴有少汗，微恶风，口黏不渴，胸闷脘胀，食少肢倦欲寐，便结溲短赤而有灼热感。脉濡数，舌淡红苔白腻。体温 39.4℃，血常规提示白细胞总数 12×10^9/L，中性粒细胞比例 0.75，尿常规提示红细胞（+++），脓球（+），蛋白（+）。病人居处卑湿。拟系湿邪外侵化热下注膀胱，邪留气分三焦，卫分未罢，用芳化宣透清泄法：杏仁 6g、薏苡仁 30g、蔻仁 6g、青蒿 15g、黄芩 10g、扁豆花 10g、藿香 10g、佩兰 10g、厚朴 10g、滑石 12g、通草 6g、竹叶 10g、连翘 12g、小蓟 20g，水煎服每日 1 剂，配合柴胡注射液 4ml 肌内注射，每日 2 次，药后 4 小时热开始下降，4 天降正常，复查尿与血常规均正常。

◆ 病案 4

庄某，男，28岁。

入院前畏冷发热4日，咳嗽右胸痛少痰，入院后壮热口渴引饮，咳铁锈色痰，体温39.6℃，血常规提示白细胞总数16.8×10⁹/L，中性粒细胞比例0.9，X线胸片示右下肺炎伴右胸积液，脉大数，舌红带紫，苔干黄。此仍肺热壅盛，处方：生麻黄6g、杏仁10g、石膏50g、金银花30g、连翘12g、桔梗10g、紫花地丁20g、知母10g、干苇茎15g、桃仁6g、牡丹皮10g、鱼腥草30g，每日2剂，配合柴胡注射液4ml肌内注射，日2次，鱼腥草注射液4ml肌内注射，日4次，另加番泻叶3g泡饮通便，3日热始降，四天热退净。继以清肺解毒收功。6月5日复查血常规提示及胸片均正常。

◆ 病案 5

陈某，女，62岁。

以反复发作右上腹痛十余年，复发2日伴憎寒身热肢厥黄疸入院，入院时体温最高38.7℃，血常规提示白细胞总数13×10⁹/L，中性粒细胞比例0.8，B超检查提示肝肿大，肝内胆管有多个结石影，最大1.6cm，胆总管扩张并有多个大小不等结石影。脉细数无力，舌红苔薄黄。此系肝胆积热成石。急针刺胆囊穴，肌内注射柴胡针4ml，每日3次，银黄注射液4ml，每日4次，服柴胡桂枝汤加味：柴胡15g、黄芩10g、半夏10g、桂枝10g、白芍15g、枳壳10g、元胡10g、川楝子10g、郁金10g、鸡内金10g、大黄（后下）10g、芒硝（分冲）10g、太子参30g、甘草6g、生姜3片、红枣3枚，上述治疗2日热开始退，3日热退净，病亦除，黄疸明显消退。

四、体会

（1）诊治高热必须坚持中医特色，辨证用药时按不同病情重用一二味退热力强的中药，如表证重用荆芥，半表里证重用柴胡或青蒿，里热重用石膏或大黄。其次还不应忽视辨病选用有专效药物。

（2）用药剂量必须足够，每日可1~3剂，使病人体内血中药的浓度保持一定量。此外，中草药针剂、针刺、穴位封闭、药液擦浴等亦有助退热。

（原载于《福建中医药》1986年第1期）

第八节　论叶桂凉血散血法在急症高热中的应用

急症高热多属中医温热病范畴。温热病在卫气分的证治较易辨析，而热入营血，此时正虚邪胜，常危及生命，病情深重而复杂，其证治辨析较难。热入营血的病理特点是热瘀互结，叶桂"凉血散血"法是其治疗中心环节之一。

热入营血分，除了津血耗伤之外，瘀热互结是其共同病理所在，并由此导致了瘀塞心窍，脉络阻滞，瘀血不去，血不归经，迫血妄行等病变出现。兹就叶桂"凉血散血"法作重点论述。

● （一）发热夜甚，口不甚渴

卫气属阳，在卫畏寒发热；到气但热不畏寒或日晡发热，口大渴；入营血则属阴，夜亦属阴，故热入营血则发热夜甚；邪热蒸腾营阴上升，故口不甚渴。吴又可谓："至夜发热者，热留血分……至夜独热者，瘀血未行也。"治疗上叶桂首先提出："入营犹可透热转气……入血就恐耗血动血，直须凉血散血，加入生地黄、牡丹皮、阿胶、赤芍等物。"吴鞠通深得其旨，在《温病条辨》中创制了"清营汤"，方中除了透热解毒，养阴凉血之外，还配伍丹参以活血消瘀热。叶桂所列犀角、生地黄、牡丹皮、赤芍等旨在凉血与化瘀为伍，则可消阴分之瘀热。

● （二）舌色绛或紫暗

这是热入营血的重要标志之一。叶桂云："其热传营，舌色必绛。"他精于辨舌用药："初传，绛色中兼黄白色，此气分之邪未尽也，泄卫透营，两和可也。纯绛鲜色者，胞络受邪也，宜犀角、生地黄、连翘、郁金、石菖蒲等清泄之。延之数日，或平素心虚有痰，外热一陷，里络即闭，非菖蒲、郁金等所能开，须用牛黄丸或至宝丹之类，以开其闭。"林某素有肺结核空洞、肺源性心脏病，又长期患糖尿病，因近日合并感染发热，咳痰黄浓，喉中痰声，时有谵语，入夜尤甚。西药治疗未效，邀中医诊治。观其舌绛苔少薄黄。肺痨及消渴病更加重发热，营血受灼，虑其心虚有痰，按叶桂云：势欲热陷包络，急拟竹沥、胆南星、菖蒲、郁金、黄连、生地黄、牡丹皮、赤芍及安宫牛黄丸等物，进药 2 剂，症状明显改善，热退神清，后用玉泉丸图治。

再有"色绛而舌心干者，乃心胃火燔，劫烁津液，即黄连、石膏亦可加入……若舌绛而干燥者，火邪劫营，凉血清血为要。"丁某以高热 20 日入院，经检查拟为败血症，白细胞总数 41×10^9/L，曾用先锋霉素等治疗罔效，发热至夜尤甚，哭扰不宁，哭声低，指纹细淡紫至气关，舌绛无苔光剥而干。按叶桂所云乃胃热阴伤，心营受劫，用竹叶石膏汤去半夏、合犀角（水牛角代）地黄汤加金银花、连翘、黄连、栀子、玉竹、葛根，2 剂热退，诸症均瘥。

至于舌色紫暗，叶桂云："再有热传营血，其人素有瘀伤宿血在胸膈中，挟热而搏，其舌色必紫而暗，扪之湿，当加散血之品，如琥珀、丹参、桃仁、丹皮等……若紫而肿大者，乃酒毒冲心；紫而干晦者，肾、肝色泛也，难治。"曾治一个酒精性肝硬化病人易某，酒后发作如癫狂样，视之舌紫绛肿大，用血府逐瘀汤加黄连一味而神安。又治一败血症纪某，高热昏迷，舌紫晦，用生脉散合清营汤加至宝丹而得救。

● （三）神识异常

热入营血，心神被扰而症见"烦扰不寐、时有谵语、甚或昏狂"。叶桂云："营分受热，则血液受劫，心神不安，夜甚无寐。""热传营血……瘀血与热为伍，阻遏正气，遂变如狂发狂之证。"凡此乃热陷心包，瘀热阻塞心窍所致，治疗上急宜清心开窍，按叶桂所云用犀地牛黄至宝之类。此时若热毒壅盛，可兼见脉络闭涩，血为邪滞，气为血阻，病情危重，每见甲青唇紫，身热肢厥，六脉细微沉伏，舌紫绛等症，治疗非牛黄、至宝等不能开，余师愚主张大剂清瘟败毒饮以泻火解毒、凉血散瘀。但刘主任认为此时应解毒、通瘀、开窍三路急进，或可挽救于万一，可用大剂清瘟败毒饮合血府逐瘀汤加至宝丹之类。现代医学谓感染性中毒性高热昏厥兼弥散性血管内凝血（热甚瘀血型）病症，即如上述。再进而因热闭瘀阻，其阴耗竭，阳气无所依附，内闭外脱，症见神识昏愦，汗出如水，身肢厥冷如冰，脉微欲绝，舌淡紫晦，就应急用王清任的急救回阳汤。大剂参、术、姜、附、草回阳救逆，加桃红通瘀，使气血通行。现代医学谓感染性休克时微循环障碍并弥漫性血管内凝血（寒瘀型）病例，即如上述。

● （四）出血倾向

1. 外发斑疹

此由热深动血，血溢脉外成瘀所致。叶桂云："营分受热……或斑点隐隐。斑疹初见，点大……者为斑……琐碎小粒者为疹。斑从肌肉而出属胃，疹从血络而出属肺。"又云："宜见又不宜多见……斑色红者属胃热，紫者热极，黑者胃烂。""斑疹皆是邪气外露之象，发出之时，宜神情清爽，方为外解里和。如斑疹出而昏者，正不胜邪，内陷为患，或胃津内涸之故。"斑疹一般色红，松浮光泽，发出神清，治疗可选用玉女煎、化斑汤合犀角地黄汤；若斑疹色紫黑枯晦，紧束有根，兼见神志昏愦者，病情凶险多死，此时余师愚提出用清瘟败毒饮加紫草、桃仁，务使活松，或可挽回。上述可见于急性传染病麻疹、伤寒、流脑、重症肝炎等病所发的皮疹、皮下瘀点或瘀斑。对于重症肝炎见皮下瘀斑，高热昏谵之症，每用大剂茵陈蒿汤合犀角地黄汤加安宫牛黄丸等而得救者有之，其中大黄量要用 30g 以上。

2. 迫血妄行

如鼻衄、牙衄、咯血、吐血、便血、尿血等。

（1）热伤肺络血上溢，鼻衄咯血。如时邪感冒发热鼻衄或咯血或痰中带血，常用桑杏银翘汤加生地黄、牡丹皮、藕节之类凉散取效，而对肺炎咯铁锈色血痰，则用麻杏石甘汤，或千金苇茎汤加牡丹皮、桃仁、藕节等品收功。此外，夏月暑瘵（肺型钩端）咯血，吴鞠通用"犀角地黄汤合银翘散"主之，余师愚则用清瘟败毒饮增石膏、芩、地加瓜蒌、桑白皮等。

（2）便血。热邪入里损伤肠络则便血，大便色紫黑如柏油或如酱粪，灼热烦躁。治宜凉血解毒，救阴泻热，化瘀止血。薛生白提出"大剂犀角、生地黄、赤芍、牡丹皮、连翘、紫草、茜根、金银花等味"。陈某，女，高热黄疸右上腹痛伴反复下黑便，诊断为胆囊炎胆石症，伴出血不止，按薛生白云，方用四逆散加金银花、黄连、蒲公英，合犀角地黄汤、生大黄粉、三七粉等，2 剂血止，不再复发。

● （五）蓄血证

即血液瘀蓄所致之证。系因血热互结，瘀阻胃肠或膀胱或胞宫所见证候。

张仲景论蓄血证，指出太阳病热邪入府与血搏结于少腹，轻则身热，神志如狂，少腹急结，小便自利；重则少腹硬满，神志发狂。治疗分别用桃核承气汤与抵当汤。吴又可认为胃肠蓄血多，膀胱蓄血少，症见便色如漆，大便反易，喜笑如狂，至夜发热等，主张从胃治，用吴氏桃仁承气汤（大黄、芒硝、桃仁、当归、赤芍、牡丹皮）。刘主任认为蓄血证有在肠道、膀胱、胞宫之不同。在肠道如上所述证治。在膀胱者小便不利。陶某诉小腹胀痛结块，小便不利，妇科拟诊膀胱肿瘤。邀中医诊治。观其舌色紫，用桃仁承气汤去芒硝加猪苓、红花、泽兰，药后小便下瘀血块甚多，病愈出院。蓄血在胞宫可见于闭经，《新中医》1975 年第二期 30 页报告 1 例婚后闭经妇女，至夜发狂，用桃核承气汤治愈。

● （六）热入血室

此指妇女月经期适遇外感热病，热与血搏结之病症。《伤寒论》指出其症：经水适来或适断，寒热往来无定时如疟状，下腹或胸胁下硬满，暮则谵语如见鬼状。仲景用刺期门穴及小柴胡汤透邪外出，叶桂有所发挥，增入化瘀药物，"如经水适来适断，若热邪陷入，与血相结者，当从小柴胡汤去参、枣，加生地黄、桃仁、楂肉、牡丹皮、犀角等。"临床上经期得热病，无血结证，而有热入营血证，身热夜甚，心烦不寐谵妄舌绛等，用芩栀四物汤合清营汤加减，清营凉血，透热于外收效。

● （七）热毒壅肿

温邪热毒壅滞经络，血因毒滞，发为局部红肿热痛，如疔疮痈肿、大头瘟、化脓性扁桃体炎、阑尾炎等，每用赤芍、牡丹皮加入大剂清热解毒方中，其效更捷。

结束语：高热急症热入营血病理特点为热瘀互结与耗血动血，临床主症见发热夜甚、口不甚渴、烦扰不寐、时有谵语、甚或发狂，脉细数，舌红绛；热深动血则发斑疹，各种出血及瘀结症状。治疗应清热解毒救阴与凉血散血并进，常用方药如清营汤、犀角地黄汤、清瘟败毒饮、三宝等。

（原载于《福建中医药》1987 年第 1 期）

第九节　叶桂在急性温热病诊断上的贡献

叶桂的《外感温热篇》，创立了急性温热病"卫气营血"辨证施治纲领，这是他在温热病学上的一大贡献。此外，他对望舌、验齿、辨斑疹白痦等的精辟阐述，在当时缺乏客观检测仪器的时代，为临床诊断提供重要依据，也是他的独特贡献。兹根据王孟英编的《温热经纬》一书所收载的《外感温热篇》就叶桂对急性温热病的诊断特点整理归纳如下。

一、望舌

●（一）望舌苔

望舌苔白黄灰黑而知邪之性质与所在部位，参看厚薄润燥而识邪之轻重与津液亏否。

1. 白苔

第 19 条"白而薄者，外感风寒也""薄白而干者，肺液伤也""白浓而干燥者，此胃燥气伤也，滋润药中加甘草，令甘守津还之意""苔白而底绛者，湿遏热伏也，当先泄湿透热"。第 22 条"白苔黏腻，吐出浊浓涎沫，其口必甜，此为脾瘅。乃湿热气聚，与谷气相搏……用佩兰叶芳香辛散以逐之……（白）如碱者，胃中宿滞，挟浊秽郁伏，当急急开泄……"第 26 条"白如粉而滑，四边色紫绛者，温疫病初入膜原，未归胃府，急急透解……"

2. 黄苔

第 11 条"黄白相兼……慎不可乱投苦泄。其中有外邪未解，里先结者……虽有脘中痞痛，宜从开泄，宣通气滞……"第 13 条"黄苔不甚浓而滑者，热未伤津，犹可清热透表；若虽薄而干者，邪虽去而津受伤也，苦重之药当禁，宜甘寒轻剂可也。"第 12 条"舌黄或浊……须要有地之黄。若光滑者，乃无形湿热，已有中虚之象……黄甚，或如沉香色，或如灰黄色，或老黄色，或中有断纹，皆当下之"。

3. 灰苔

第 11 条"灰白不渴，慎不可乱投苦泄，其中……或素属中冷者……宜从开泄，宣通气滞"。此必灰兼白而润，为寒湿之征。第 12 条"……或如灰黄色……皆当下之……"此必灰黄而干，为热结腑证。

4. 黑苔

第 23 条"若舌无苔而有如烟煤隐隐者，不渴肢寒，知挟阴病……若燥者，甘寒益胃；若润者，甘温扶中"。第 24 条"舌黑而滑者，水来克火为阴证，当温之。黑而干者，津枯火炽，急急泻南补北。若燥而中心厚者，土燥水竭，急以咸苦下之"。

●（二）察舌质

辨红绛紫晦、干润荣晦，而知病之浅深在营在血。

1. 红、淡红舌

第 15 条"若烦渴烦热，舌心干，四边色红，中心或黄或白者，此非血分也，乃上焦气热烁津，急用凉膈散，散其无形之热……慎勿用血药，以滋腻难散"。此言热在气分时舌质红。第 25 条"舌淡红无色者，或干而色不荣者，当是胃津伤而气无化液也，当用炙甘草汤，不可用寒凉药"。此言温病后期，气血津液损伤见淡红舌干而不荣，用益气养血生津化液法。

2. 绛舌

第 14 条"其热传营，舌色必绛。绛，深红色也。初传，绛色中兼黄白色，此气分之邪未尽也，泄卫透营，两和可也。纯绛鲜色者，胞络受病也，宜犀角、生地黄、连翘、郁金、石菖蒲等"。第 15 条"色绛而舌心干者，乃心胃火燔，劫烁津液，即黄连、石膏亦可加入……至舌绛望之若干，手扪之原有津液，此乃津亏湿热熏蒸，将成浊痰，蒙闭心包也"。第 17 条"舌色绛而上有黏腻似苔非苔者，中挟秽浊之气，急加芳香逐之……绛而光者，胃阴亡也，急用甘凉濡润之品。舌绛而有碎点白黄者，当生疳也；大红点者，热毒乘心也，用黄连、金汁"。此言之碎点黄白者，拟指舌上有溃疡点。第 18 条"舌独中心绛干者，此胃热心营受灼也，当于清胃方中加入清心之品……舌尖绛独而干，此心火上炎，用导赤散泻其火"。

3. 紫舌

第 15 条"热传营血，其人素有瘀伤宿血在胸膈中，挟热而搏，其舌色必紫而暗，扪之湿，当加入散血之品，如琥珀、丹参、桃仁、丹皮等，若紫而肿大者，乃酒毒冲心。若紫而干晦者，肾肝色泛也，难治"。

●（三）观舌态

辨舌肿胀萎缩硬而明邪正虚实，第 21 条"（舌）有神情清爽，舌胀大不能出口者，此脾湿胃热……用大黄磨入当用剂内，则舌胀自消"。第 16 条"热传营血……遂变发狂如狂之症。若紫而肿大者，乃酒毒冲心"。第 17 条"舌绛欲伸出口，而抵齿难骤伸者，痰阻舌根，有内风也……绛而不鲜，干枯而痿者，此肾阴涸也，急以阿胶、鸡子黄、生地、天冬等救之……"第 24 条"舌黑而滑……若见短缩，此肾气竭也，为难治，欲救之，加人参、五味子勉希万一"。第 33 条"舌本不缩而硬……欲作痉症"。

二、验齿

叶桂验齿龈之结瓣、流血、肿痛、润燥等，而探明肾阴胃火之不同。如第 31 条"温热之病，看舌之后亦须验齿。齿为肾之余，龈为胃之络。热邪不燥胃津，必耗肾液。且二经之血，走于此处，病深动血，结瓣于上"。叶桂此言热邪每劫灼胃津或肾液，热深动血时，在齿龈处有瓣状之物出现，是牙龈出血与口腔分泌液混合后干而黏着而成。

●（一）辨龈色

第 31 条"阳血者色必紫，紫如干漆；阴血者色必黄，黄如酱瓣。阳血若见，安胃为主，阴血若见，救肾为要"。此言"安胃"乃清胃凉血，如白虎汤合犀角地黄汤，属热甚迫血妄行之牙龈出血，为实证；"救肾"乃滋补肾阴，如生地黄、阿胶、知母、龟板或加减复脉汤之类，属阴虚血热、虚火上炎之牙龈出血，为虚证，难治。

●（二）认润燥

第 32 条"齿若光燥如石者，胃热甚也……若如枯骨色者，肾液枯也，为难治。若上半截润，水不上承而心火上炎也，急急清心救水"。如用黄连阿胶汤之清心滋水法。

●（三）看齿垢与齿缝流血

第 34 条 "齿垢如灰糕样者，胃气无权，津亡而湿浊用事，多死。初病齿缝流清血，痛者为胃火冲激；不痛者龙火内燔。齿焦无垢者死；齿焦有垢者，肾热劫胃也，当微下之，或玉女煎清胃救肾可也"。

●（四）咬牙啮齿

第 33 条 "若咬牙啮齿者，湿热化风痉病；但咬牙者，胃热气走其络也。若咬牙而脉证皆衰者，胃虚无谷以内荣，亦咬牙也，何以故耶？虚则喜实也。舌本不缩而硬，而牙关咬定难开者，此非风痰阻络，即欲作痉证，用酸物擦之即开，酸走筋，木来泄土故也。"叶桂所云咬牙啮齿应分辨虚实两端，虚者乃胃虚无谷以养其络，必咬不紧而易开，或啮齿声音小，兼有其他虚证相见；若实者乃胃热气走其络，必咬定难开，或啮齿声音响亮，兼有其他实证相见。

三、辨斑疹

温热病或湿温病的病程中常有斑或疹症状出现，辨其色之红紫黑，紧松疏密，可知邪热在营在血及其轻重。

●（一）斑疹形态

叶桂在第 27 条述："点大而在皮肤之上者为斑，或云头隐隐，或琐碎小粒者为疹，又宜见而不宜多见……"临床上的鉴别应是：①斑者多发于四肢胸腹，点大成片状或如云片样，平摊皮肤之下，即皮下出血、瘀斑是也，压之不退色，扪之不碍手。②疹者多先发于头面发际耳后，继以胸腹四肢，点小琐碎如粟米样（亦有点大如片状，如玫瑰疹之类），压之退色（亦有压之不退色的出血性皮疹），扪之碍手觉得高出皮肤之上。

●（二）斑疹病因

叶桂在第 29 条述，"斑属血者恒多，疹属气者不少"，可理解为斑为温热之邪传阳明胃经、迫血外发肌肉（皮下之意），是气血同病，或热入血分所致；疹是风热之邪犯肺，迫营外发皮肤所致，乃卫营合邪，故云属气。

● （三）斑疹辨证法

叶桂在第27条述："斑色红者属胃热，紫者热极，黑者胃烂，然亦必看外证所合，方可断之。"第29条述："若斑色紫而小点者，心包热也；点大而紫，胃中热也。斑黑而光亮者，虽属不活，若其人气血充者，根据法治之，或有可救；若黑而晦者必死。黑而隐隐四旁赤色，乃火郁内伏，大用清凉透发，间有转红而可救者。又夹斑带疹，皆是邪之不一，各随其部而泄……斑疹皆是邪气外露之象，发出之时，宜神情清爽，方为外解里和。如斑疹出而昏者，此正不胜邪而内陷，或胃津内涸之侯矣。"

● （四）斑疹之轻重顺逆鉴别法

①轻、顺证：色红，鲜而荣泽，顺序出齐，不稠密，出后热退脉静神怡。②重、逆证：色紫或黑，晦暗不荣泽，乍出乍没，稠密紧束，出后热不退，甚则神昏，腹泻不止，或热骤退而大汗出，脉急或沉伏，肢厥，神情烦躁。

四、审白痦

白痦多见于湿温病中期，多发于胸腹，偶有延及背部四肢者，又称"汗疹"。原文第30条述："再有一种白痦，小粒如水晶色者，此湿热伤肺……湿郁卫分，汗出不彻之故，当理气分之邪。或白如枯骨者多凶，为气液竭也。"

白痦系中焦湿热郁蒸从肺卫外发皮表，以饱莹空枯辨其津气盈亏。以饱莹晶亮者预后良，而如枯骨平塌无浆者病重，为气阴伤。治宜因势利导，清热泄湿，选用薏苡仁竹叶散。

（原载于《福建中医药》1992年第3期）

第十节 试论中医治则在外感高热中的应用

急症高热近年来在中医学术界是一个感兴趣的讨论课题。对于外感急症高热，历代医家有许多宝贵经验与记述。从汉代张仲景著《伤寒论》创用六经辨证论治法则。延至明代吴又可著《温疫论》，主张对温疫"急症急攻""数日之法一日行之"，清代叶天士著《温热论》，提出对温热病四大治则："在卫汗之可也，到气才可清气，入营犹可透热转气，入血就恐耗血动血，直须凉血散血。"王孟英著《温热经纬》主张重剂取胜，并善用"三宝"。吴鞠通著《温病条辨》，创用三焦脏腑论治法则："治上焦如羽，非轻不举；治中焦如衡，非平不安；治下焦如权，非重不沉。"同时对湿温病又提出"三禁八法"。诸此至今在临床上仍起着有效的指导作用。临床在外感急症高热诊治中必须充分应用中医治则，才能取得明显疗效。兹分述如下。

一、审证求因，"治病必求于本"

急症高热谓病情急，发热高，并以高热为主症的疾病，但高热只是疾病所表现一系列证候群中的一个症状，发生高热的根本原因，必须通过疾病整体中证候分析的"审证求因"。治疗上针对其病因进行施治，才能取得卓效，此即《素问·阴阳应象大论》云"治病必求于本"的经旨。外感高热产生原因，是"病随邪来，热因毒生"，因此，外感急症高热的治则主要为"祛邪"与"解毒"两端。如外感寒邪，怫郁肌表而发热恶寒者，可用仲景辛温发汗法以祛邪退热；若因外感温邪病毒而发生高热微恶寒或不恶寒者，就应以辛凉解表清热解毒为大法，宜遵叶天士之旨"在卫汗之可也……"；若是外感湿热之邪热势不甚，身热不扬时，则应用化湿清热法；若是暑天感受暑热之邪而致高热心烦、汗出口渴，溲短赤者，就应涤暑清热法。上述皆为针对病因而论治。

二、辨明脏腑，随其部"热者寒之"

外感温热之邪或湿热病毒，侵犯脏腑，致热邪湿毒内蕴，脏腑功能失调，阳气偏盛，"阳盛则身热"，因而高热者，就须辨明何脏何腑，随其部而采取

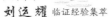
"热者寒之"治则。

（1）肺胃蕴热而症见高热不恶寒，汗多渴饮，咳喘，或腹胀满，便秘，脉洪数有力，舌红苔黄或焦黑，此时应用泻火清热法，选用麻杏石甘汤，或用白虎汤，或承气汤类。

（2）肝胆蕴热而症见寒热往来，热重寒轻，口苦欲呕，脘胁痛，或有黄疸，便秘，脉弦数有力，舌红苔黄腻，此时宜用清肝利胆退热法，选用大柴胡汤、茵陈蒿汤之类。

（3）大肠湿热而症见高热、腹痛、泻痢、口渴、脉数有力、舌红苔黄，此宜清肠利湿退热法，选用葛根芩连汤之类。

（4）膀胱湿热而症见发热，或兼微恶寒，午后热甚，小腹痛，溲短涩痛，脉数舌红苔黄，此宜用渗湿利水退热法，选用八正散加蒿芩或柴芩之类。

上述皆按脏腑辨证而选用不同退热治疗法则。

三、区别标本缓急，"急则治其标"

在以高热为主症的疾病某一阶段由于高热而伴发变证、逆证，如出血、抽搐、昏谵、厥脱等，此时应辨明高热与变证逆证的标本缓急，采用"急则治其标"法则，否则将危及生命。

（1）由于高热，热邪损伤脉络，迫血妄行，发生各种出血现象，此时应清热凉血止血为急务，遵叶桂之旨选用犀角地黄汤加减。

（2）因高热而致痉，则应清热止痉熄风为急务选用羚角钩藤汤加减。

（3）若因高热，热毒内陷而出现神志昏迷或谵妄，应清热开窍，用清宫汤加"三宝"之类，有谵妄者加重镇之品。

（4）若高热伤津竭液，气随津脱，发生厥脱时，应急用救阴固脱之法，选用生脉散、增液汤、参附汤之类。

上述症情病人汤药不能自饮，必须采用鼻饲或灌肠，同时应配合其他综合疗法，如中药制剂肌内注射、静滴、针灸、擦浴（物理降温法）等，必要时可中西药结合。

四、审察邪正消长，适时扶正与祛邪

《黄帝内经》曰"邪气盛则实，精气夺则虚""实则泻之，虚则补之"。

在急症高热诊治中，应时时注意了解邪正双方消长情况，视其虚实而适时用"扶正"或"祛邪"法，使邪去正安。

急症热病的早、中期正气盛，发热是正气抗邪的表现，此期治则为因势利导，以祛邪为主，邪去正安，如辛温发汗与辛凉透邪退热法乃邪在表、卫分的治则；若邪入少阳或三焦半表里之间，则应和解少阳或宣通上下为治则；若邪入里，传入阳明气分，急需白虎、承气辈之祛邪而安正，此谓直折里热法也；否则，邪将深入，营阴受劫，心神受累，出现发热夜甚，神昏谵语，舌绛脉细数等症，治应转入扶正祛邪为原则，治以益阴养营、清热透邪，清营汤即为此而设，此期由于高热加真阴耗竭，可导致水不涵木而发痉、瘛疭，就须大小定风珠之类以填阴熄风；若耗竭心阴而致心中澹澹大动，烦躁不安，脉细促结代，急需加减复脉汤或三甲复脉汤以救耗竭之阴，冀望转机。际兹，能存一分阴，即是保得一分命，否则气随阴脱，阴损及阳，出现厥脱危症，神颓肢厥，大汗淋漓，脉细欲绝，则应及早结合中西两法，可望挽救于垂危。

综上所述，在外感急症高热诊治中，中医治则应强调审证求因，"治病必求于本"，辨明邪犯何脏何腑，采用随其部"热者寒之"，解其热毒。若伴发变证、逆证时应"急则治其标"，挽其变、救其逆，而助热退。并正确处理邪正双方斗争消长关系，祛邪扶正恢复机体阴阳气血、脏腑功能平衡，使热退病除。

（原载于《福建中医药》1989 年第 2 期）

第十一节　谈温病发热与舌诊

温病发热主要属于中医实证发热范围，常见于四时感冒，各种急性感染性疾病及急性传染病的过程中。对于急症发热的诊断，祖国医学有多方面的方法，舌诊一法具有特殊意义。辨舌审证，可知病邪深浅与机体内部状态。叶天士在外感热病的诊治中重要贡献之一就有舌诊一个内容，叶桂在《外感温热篇》中作了深刻的描述，它与《伤寒论》的脉学论述有同等价值。从现代医学而言，舌体本身与循环、神经、体液有密切关系，其舌乳头与腺体变化直接受体内生理病理的影响。从舌质颜色来说，主要可以反映体内血循环、血液成分及流变性的改变；舌体运动可以反映神经功能变化；外邪的侵犯使体内环境改变，由于发热致津液消耗，胃肠功能紊乱与饮食异常等可使口腔的温度、湿度、清洁度等改变，舌乳头与腺体分泌也随之改变，因此形成了不同的舌苔。舌象变化与发热病症的关系有以下几个方面。

一、发热程度、病程与舌象的关系

● （一）舌质方面

1. 早期

邪在卫表，一般说发热不甚（体温约38℃），多为淡红舌或边尖稍红。

2. 中期

邪在气分，发热高（体温常在39℃以上），舌毛细血管高度充血，舌正红或稍偏红为多见。

3. 极期

热入营血分，或气血（气营）两燔（体温常在39~40℃以上），舌红绛为多见，此即叶桂谓"其热传营，舌色必绛"。此期由于高热及病程已久，致伤阴耗液，可出现"胃阴不足"之征，叶桂谓"舌独中心绛干者，此胃热心营受灼也"。此期又多有因毛细血管循环障碍，瘀血缺氧及血液流变异常、凝血状态出现，致使舌由红绛转青紫或瘀斑，临床上常见弥散性血管内凝血出现，叶桂谓："凡红舌中见紫斑者，将发斑也。"同时此期常伴有各种出血倾向，即鼻衄、咯血、吐血、便血、尿血、皮下出血（斑疹）等。总之紫色较红绛色病情更凶险。若紫而干晦者多有死亡可能，叶桂谓："紫而干晦者，肾肝色泛也，难治。"故见绛紫舌提示热毒极盛，是动风、动血、痉厥之兆，医者务急凉血散血与清热解毒并进，若见紫晦而干舌，则多为败血症，中毒性休克及循环呼吸衰竭，极危证也。

4. 恢复期

热势已退，正虚邪少，津血亏耗未复，每见舌红绛少苔而干，或气阴两伤者可见淡红少苔舌也。此期乃因代谢消耗，胃津竭伤，维生素缺乏，以及缺氧与微循环未复，舌上丝状乳头营养障碍而萎缩，叶桂谓："舌质红绛而光亮，胃阴亡也。"

● （二）舌苔方面

望舌苔可知邪之深浅及胃气存亡。

1. 早期

邪在卫表，热不甚，胃肠功能尚好，苔为薄白或薄黄。薄黄为风热；薄白而润为风寒，或化热变薄黄。此期若挟湿邪或素体脾运不健、痰湿盛者可见白腻或白厚苔。

2. 中期

邪传入中焦阳明气分，热势加重，舌体血运增多，舌丝状乳头延长及腺体分泌增强，并因发热甚而影响消化功能、进食少，舌之自洁失度，致使舌苔堆积而增厚，呈黄苔或黄厚腻苔。此提示病情加重加深。若苔愈黄热愈重，厚腻挟湿邪，均属里热实证。此期为热盛期，炎症与毒血症较严重。若黄而干或焦，则为热盛津伤，阳明腑结，务须"急下存阴"；若黄苔不甚厚而滑者，热未伤津，犹可清热透邪。

3. 极期

热在阳明气分不解，可传入营血分，此期可现黄苔与红绛舌并见，故云：

"黄苔绛底"为"气营两燔"之象。若邪传入下焦，劫伤肝肾真阴，甚或可见苔灰黑而干，叶桂谓"津枯火炽，急急泻南补北"。叶桂又云："若舌黑而滑者，水来克火，为阴证，当温之。"此又不可不辨也。

二、体内环境变化与舌象的关系

由于感染、炎症、发热，身体的内环境发生变化，祖国医学通过舌诊可窥知，它与现代医学之试验检查数据存在着一定关系。

●（一）舌象与血常规指标的关系

感染性疾病的早、中期在卫、气阶段其血常规提示白细胞计数较高者，则常见舌苔较厚，且多为黄苔；同时苔愈黄，白细胞愈高，此提示邪盛正未虚。若病入极期营血分时，舌质红绛而兼黄苔或燥或腻，白细胞计数更高，此为邪初入营血分时，正气尚存，"犹可透热转气"。此期若见红绛舌，甚或绛紫舌而少苔，或光剥；或焦黄苔兼紫绛舌，此时往往白细胞计数或高或不高，但其分类中性粒细胞很高，甚或出现中毒性颗粒，则为邪盛正衰，有内陷之势，病情严重，临床常有动风、动血、痉厥之变逆，每见于败血症，中毒性休克，呼吸循环衰竭，务急清热救阴、清营散血并进，否则内闭外脱而难治。

●（二）舌象与血红蛋白的关系

血红蛋白偏低与偏高者比较，在同样病程或发热情况下，前者淡红舌比例偏多；正常者热入气分为正红舌质，入营血分则多见红绛舌或绛紫舌。

●（三）血常规指标与血液流变性的关系

据统计，血细胞压积异常方面，若淡白舌显著者，其压积以低下为主，红绛舌则其压积低下者较少，青紫舌则其压积低下者为数更少，甚或其压积可高于正常。血浆黏度降低，以淡白舌为最明显，红绛舌最少，升高者仅见于红绛舌；全血黏度降低最多的亦是淡白舌，红绛舌次之，升高者以青紫舌为最多。血沉以淡白舌增快最多。综上所述，因于温病发热者，血细胞压积增高，血黏度增高，血沉慢为热入营血分，须凉血散血。

● （四）舌象与血钾、血钠的关系

由于发热、失水、电解质紊乱，而发生血钾、钠的变化，以低血钾、钠为例，据统计，热在气分时偏少；而热入营血分时则偏多，此时见红绛舌为数也增多，提示热入营血分常有低血钾、钠，并有酸中毒现象出现。

● （五）舌象与血中非蛋白氮的关系

据统计，非蛋白氮增高者，淡胖舌比例显著高于红绛舌。

● （六）舌之润燥与津液（体液）存亡的关系

大凡病之早期，热不甚，舌尚润；若热势盛，病程久，则舌愈干燥，提示失水、津液消耗愈重，急宜养阴生津为治。

综上所述，舌苔变化与病邪轻重及津液胃气存亡有关，舌质变化与机体内环境（正气）有关。

（原载于《福建中医药》1984 年第 4 期）

第十二节　应用经方治疗急腹症

《伤寒论》《金匮要略》所记载之方剂，世称为经方。临床上凡遇急腹症每仿仲景所著上述二书中创制的四逆散、大柴胡汤、承气汤，单纯用中药治疗，均收到满意效果，兹举医案数则以证经方之灵验。

1. 胆囊炎胆石症

◆　病案

陈某，女，65岁。

右上腹持续性痛阵发性加剧1天入院，伴寒热往来，体温39.2℃，便秘2日。巩膜轻度黄染，右上腹拒按喜凉，墨菲氏征阳性，脉细弦数，舌红苔黄腻。血常规提示白细胞总数 20.6×10^9/L，中性粒细胞比例 0.89，B超提示胆囊炎胆石症。中医诊断：脘胁痛。拟为少阳胆腑湿热阻滞，阳明大肠热结不通。治仿仲景大柴胡汤加减：柴胡10g、郁金10g、白芍15g、枳壳10g、黄芩15g、金银花30g、茵陈30g、川楝子10g、元胡10g、大黄（后入）10g、芒硝（分冲）15g、甘草5g、紫雪散2支。日服2剂，配合针刺内关、胆囊穴。服药后排便4次，次日痛除热解。

【按语】本例乃少阳阳明合病，故治疗用柴、郁、芍、枳、草等以疏泄胆府，配合金铃子散以理气止痛，金银花、黄芩、茵陈以清热解毒利湿退黄，硝黄通下阳明里结，紫雪散可用于高热便秘者，如斯配伍，使胆热得泄，肠结得通，故能药到病除。

2. 急性胰腺炎伴休克

◆　病案

蓝某，女，40岁。

右上腹痛阵发性加剧7日，近2日痛连左胁并放射左背肩，伴畏冷发热，恶心呕吐，入院求治。病人呻吟不休，面目发黄，额上冷汗，四肢不温，体温37.8℃，血压80/58mmHg，上腹拒按，脉细数无力，舌暗红，苔黄厚干。询之大便虽通而不畅。检查：血常规提示白细胞总数 23.1×10^9/L，中性粒细胞比例 0.8，尿淀粉酶 1024U/L。西医诊断：急性胆道感染继发胰腺炎，早期中毒性休克。中医辨证：肝胆湿热蕴结，耗伤气阴兼血瘀。方用大柴胡汤合茵陈蒿汤加减：柴胡 10g、白芍 15g、枳壳 10g、半夏 10g、郁金 10g、黄芩 15g、金银花 30g、蒲公英 20g、茵陈 30g、栀子 10g、大黄（后下）15g、元胡 10g、川楝子 15g、牡丹皮 12g、赤芍 12g、党参 30g、麦冬 20g、甘草 6g，配合 5% 葡萄糖生理盐水输液，药进 1 剂大便通泄 3 次，腹痛缓解，四肢转温，血压 98/68mmHg，复查尿淀粉酶降至 125U/L，按原法加减治疗 4 日病愈出院。

【按语】本例系湿热内蕴肝胆，调治失法，病延多日，耗伤气阴，因虚而又气滞血瘀。肝胆蕴热，胆汁外溢，故腹痛连胁，身目发黄。其痛与上例病症大抵相同，故用大柴胡汤治之；合用茵陈蒿汤祛其瘀热；气阴耗伤则头额汗出，四肢不温，故加参麦以防厥脱之变，更有输液补充，则有救阴以回阳之意。

3. 幽门功能不全梗阻

吴某，男，32 岁。

上腹胀痛阵发性加剧 3 日入院，伴食入即吐，便黑 3 日。检查：胃振水音（+），肠鸣音减弱，脉弦细，舌质紫，苔厚腻微黄，血常规提示白细胞总数 12.4×10^9/L，中性粒细胞比例 0.76，尿淀粉酶 32U/L。大便隐血阳性。既往有消化性溃疡史。胃肠造影诊断：幽门功能不全梗阻。中医病因病机分析：饮食不节，湿热内蕴，脾胃气机紊乱，气滞血瘀，升降失司。治用仲景桃核承气汤加减：桃仁 10g、大黄（后下）12g、厚朴 30g、枳壳 15g、丹参 15g、木香 10g、半夏 15g、元胡 10g、川楝子 15g。药进 2 剂后，吐止矢气转，腹胀减，舌苔转薄，后加公丁香再 1 剂，大便通下色黑，痛缓解，调理 1 周症愈。

【按语】《伤寒论》第 106 条述蓄血之证："其人如狂，少腹急结，血自下……桃核承气汤主之。"从其方药组成知其热在阳明胃肠，与血相搏，阴络伤故云少腹急结，血自下。本例症状与蓄血证有所不同，但其病机亦为热结阳明胃府与血相搏结而阴络伤，故便黑隐血阳性。又胃中热，失其通降，故呕吐腹胀。治仿仲景用桃核承气汤乃临床变通之法。

4. 胆道蛔虫并发黄疸

◆ 病案

程某，女，35岁。

右上腹阵发性痛如绞7日入院，伴畏冷发热、恶心呕吐，右上腹膨隆拒按，触及右肋下肿块4cm×5cm，脉弦数，舌红，苔黄厚腻，巩膜黄染。血常规提示白细胞总数$16×10^9$/L，中性粒细胞比例0.8，嗜酸性粒细胞比例0.05。B超提示右肝肿大，肝内胆管结石，胆囊肿大，胆总管下段索条状（蛔虫）阻塞。中医辨证：肝胆湿热郁遏，蛔虫上蹿，气机阻滞。治用四逆散加味：乌梅30g、柴胡15g、白芍15g、枳壳10g、元胡25g、川楝子10g、郁金10g、黄芩15g、半夏10g、金银花30g、大黄（后下）15g、芒硝（分冲）12g，每日2剂，配合针刺内关、胆囊穴，强刺激留针、每日2次。服药后便下多次，痛缓解，减硝黄量，再剂，3日后疼痛完全消除，黄疸退净，右肋下肿块消失，B超复查，胆蛔阴性，胆囊肿大消失。

【按语】《伤寒论》治蛔厥用乌梅丸，乃因胆蛔痛剧而致四肢厥冷。本例无肢厥，而有黄疸，故不用乌梅丸与茵陈蒿汤，而用四逆散加乌梅、大黄等。方中用四逆散加元胡、川楝子疏肝利胆、理气解痉止痛，乌梅以安蛔。痛已7日，胆汁郁积化热生毒，配以郁金、金银花、黄芩更能利胆清热解毒，复有硝黄通下，以除上逆之势使虫体下排。针刺法增强疏通经气、止痛退黄。

5. 高位小肠梗阻

◆ 病案

朱某，女，30岁。

大腹胀痛持续3日入院，伴心下痞满而烦，呕吐食物，便秘。检查：腹胀拒按喜凉，下腹部按痛明显，上腹肠鸣音亢进，脉弦大，舌红苔黄厚腻。血常规提示白细胞总数$13.6×10^9$/L，中性粒细胞比例0.78。腹部平透小肠高位梗阻。中医诊断：阳明腑实证。方选大承气汤加味：厚朴30g、枳壳15g、大黄（后下）15g、芒硝（分冲）12g、莱菔子30g、黄芩15g、金银花30g，药进3h后排便1次，下蛔虫数条，按原方减硝黄量加乌梅、槟榔，再进2剂而痊愈出院。

【按语】本例以痞满燥实备全，故投大承气汤，因热甚生毒，加金银花、黄芩清热解毒，有虫加槟榔驱之，莱菔子一味功兼下气与滑肠，故能1剂而见效。

6. 阑尾炎

◆　病案

陈某，女，37岁。

右下腹持续性腹痛放射腰部1日入院，伴畏冷发热。检查：下腹均有压痛，以麦氏点为明显，反跳痛阳性。脉细数，舌红苔黄。血常规提示白细胞总数 17.5×10^9/L，中性粒细胞比例0.81。西医诊断：单纯性阑尾炎，中医诊断：肠痈。治拟四逆散合大黄牡丹皮汤：柴胡10g、白芍15g、枳壳10g、川楝子10g、元胡15g、大黄（后下）15g、芒硝（分冲）10g、桃仁10g、牡丹皮10g、蒲公英20g、甘草5g。每日2剂，便通腹痛减，次日再进2剂便泄3次，痛消除。

【按语】《伤寒论》第318条载四逆散原治阳气内郁之四肢逆冷证，后世发展，用之疏肝理气治脘腹胁肋诸病。本例病位右少腹部，属厥阴肝经。《金匮要略》治肠痈大黄牡丹皮汤。本例用四逆散合大黄牡丹皮汤，功兼疏肝理气，止痛与清热通下，行瘀，消痈。临床常用此法治疗肠痈，每收良效。

（原载于《福建中医药》1993年第1期）

第十三节 急症腹痛诊治述要

一、辨证要点

急症腹痛病情急，腹痛剧，病位广，变化速，临症务必抓紧时间给予及时而准确的诊断，进而才能给予有力的治疗，解除病痛，防止变化发展。为此采取如下辨证方法。

● （一）判断是否为中医药治疗的适应证

简明询问病史，配合必要的体检、化验，排除心胸部疾患放射于上腹部作痛，并估计预后及转归，以确定是否为中医药治疗的适应证。

● （二）运用四诊八纲方法进行辨证

1. 从腹痛部位推断病因

联系脏腑经络，从腹痛部位推断病因。痛在上中腹多属胃；痛在左右上腹或痛连两胁多为肝、胆、胰脏疾患；大腹痛多在大小肠，常为外邪或食伤，脐腹痛多为虫积或肠中积热；小腹痛多为膀胱或女子胞之疾；少腹痛在右可为肠痈，在左多为肠疾，少腹属肝经，亦可能为疝气，在妇女应考虑生殖器附件之患，如宫外孕。

2. 分别气、血、虫、食

因于气滞多为胀痛，或窜痛，时散时聚；因于血瘀多刺痛，有定处，按之痛剧或有肿块坚硬；因于虫积多有吐虫或大便排虫史；因于食积者见嗳腐吞酸，呕吐不食，脘腹胀满，或有大便溏黏恶臭。

3. 明辨虚实寒热

腹痛有定处，拒按为实，无定处，喜按为虚；腹痛剧而有形为实，痛缓而无形为虚；腹痛而胀满多为实，痛而痞闷多为虚或虚中夹实；饱痛为实，饥痛为虚；脉弦有力为实，脉虚无力为虚；舌苔厚腻为实，舌苔少为虚。

腹痛持续而阵发性加剧，得寒则减，为热结，暴痛无间断，得热则减多为寒；便秘口渴苔黄为热，大便稀口不渴苔润白为寒，脉洪大数为热，脉紧或迟或小弦为寒。

二、治疗方法

急症腹痛多属六腑疾患，以里、实、热证为多见。发病多因气滞热结血瘀，故治疗多采用通法、清法，即《黄帝内经》谓"攻里不远寒"之旨。

● （一）应急首先镇痛

1. 针刺法

主穴取内关、足三里，若胆道系统之患取胆囊穴。多数急腹症病人在双下肢胫骨外侧约距一横指的纵线上可找到压痛点，在痛点上扎针，止痛效灵，但需强刺激，留针定时捻转。如胆道蛔虫取内关、胆囊穴。

2. 药物辅助

用元胡索注射液（达痛静），每次 1 支，肌内注射，每日 2~3 次。也可用金铃子散 10g 冲服。

● （二）结合辨病用药

1. 痉挛性痛

凡属痉挛性痛，有阵发性加剧者，如胆道蛔虫、急性胃肠炎、消化性溃疡，可用四逆散合金铃子散以理气解痉缓急止痛，芍药量宜大。

2. 梗阻性痛

凡属梗阻性痛，胀痛明显，如肠梗阻，多为里实热结，宜用承气汤之类。

3. 痛涉肝胆区及其经脉分野

凡痛涉及肝胆区及其经脉分野者，如胆囊炎胆石症、胰腺炎、阑尾炎，选用大柴胡汤加减。

● （三）治疗重在"通"字

依症选用四逆散、大柴胡汤、大承气汤等加减，应每日服 2 剂，其大黄量不可少，且后入于去药渣之药液中微沸为度，厚朴量大可达 30g，以通则不痛。

●（四）注意变证处理

急症腹痛多有脏腑湿热蕴结，若湿热之邪炽盛而发高热者，宜清热解毒，加用青蒿、黄芩、黄连、金银花、蒲公英之类；若兼有吐泻或高热伤津者，中药兼用养阴生津之品并配合输液；若因热伤血络而见出血者，宜急则治标，用云南白药，或大黄粉、三七粉吞服；若出血量多而厥脱者，应急治其厥脱，用参附汤固脱，必要时给输液或输血；若邪热入营血，切勿拘守攻里。必须"留人治病"，中西医结合治疗。

●（五）勿忘用药宜忌

治疗急症腹痛多用行气攻下之剂，每易耗气伤阴，不可久用多用，得泻3~5次即止；因于热，宜苦寒，忌辛燥；症多实，宜疏导，忌补气。

●（六）重视中医调护

急症腹痛除了用中药内服治疗外，必须采取综合措施，如针刺、灌肠、外敷、中药针剂等，以冀短期内达到止痛之效。此外，还得消除病人紧张情绪，并嘱其注意饮食起居的调摄。

三、病案举例

◆ 病案 1

陈某，女，65 岁。

病人以右上腹持续性痛阵发性加剧 1 日入院，伴畏冷高热，体温 39.2℃，巩膜黄染，局部拒按喜凉，墨菲氏征阳性，脉细弦数，舌红苔黄腻，白细胞总数 26×10^9/L，中性粒细胞比例 0.87，B 超提示胆囊炎胆石症。拟诊肝胆湿热，气滞热结。用大柴胡汤加味：柴胡 10g、白芍 15g、枳壳 10g、黄芩 15g、郁金 10g、川楝子 10g、元胡 10g、大黄 10g、芒硝 15g、金银花 30g、茵陈 30g、紫雪丹 2 支。日服 2 剂，配合针刺内关、胆囊穴，服药后排便 4 次，次日痛缓解热亦退。

◆ 病案 2

兰某，女，40 岁。

病人右上腹阵发性痛 7 日，近 2 日痛加剧并连及左胁且放射左肩背，伴呕恶、畏冷发热，入院求治。当时面色苍黄，额上冷汗，呻吟不休。检查：体温 37.8℃，血压 80/58mmHg，上腹拒按喜凉，身目发黄，脉细无力稍数，舌暗红苔黄。询之大便通而不畅。血常规提示白细胞总数 23×10⁹/L，中性粒细胞比例 0.8，尿淀粉酶 1024U/L。西医诊断：急性胆囊炎、胰腺炎、早期休克。中医拟诊：肝胆湿热蕴结，气滞血瘀。治用大柴胡汤合茵陈蒿汤：柴胡 15g、黄芩 10g、白芍 12g、枳壳 6g、半夏 10g、郁金 10g、蒲公英 15g、金银花 20g、元胡 10g、川楝子 12g、茵陈 50g、栀子 10g、大黄（后下）10g、赤芍 10g、牡丹皮 10g、党参 30g、甘草 6g，药进 1 剂大便泻下 3 次，痛缓肢温，血压 98/68mmHg。复查尿淀粉酶 125U/L，按原法调治 4 日病愈。

◆ 病案 3

吴某，女，32 岁。

病人左上腹胀痛阵发性加剧 3 日入院，伴食入即吐，便秘 3 日。检查：胃震水音（＋），肠鸣音减弱，脉细弦，舌质紫，苔厚腻微黄，血常规示白细胞 12.4×10⁹/L，中性粒细胞比例 0.76，尿淀粉酶 32U/L，大便隐血阳性。胃肠造影：幽门不全梗阻。既往有溃疡史，拟为饮食不节，湿热蕴结脾胃，气滞血瘀，升降失常。治用桃核承气汤加减：厚朴 30g、大黄（后下）12g、枳壳 15g、丹参 15g、桃仁 6g、半夏 10g、木香 10g、元胡 10g、川楝子 10g。药进 2 剂，吐止，矢气转，腹胀减，舌苔转薄。后加公丁香 10g，海螵蛸 10g，大便通腹痛缓解。

◆ 病案 4

朱某，女，30 岁。

病人大腹胀满持续痛 3 日入院，伴呕吐食物，腹胀拒按喜凉，下腹按痛明显，上腹肠鸣音亢进，脉弦大，舌红苔黄腻。检查：白细胞总数 13.6×10⁹/L，中性粒细胞比例 0.78，腹部平透示高位小肠梗阻。用硝菔承气汤：厚朴 30g、枳壳 15g、大黄（后下）15g、芒硝（分冲）12g、莱菔子 30g、黄芩 15g、金银花 20g，药进 3h 后大便 1 次，排出蛔虫数条，原方加乌梅、槟榔再进 2 剂（减硝黄量）症愈。

（原载于《福建中医药》1988 年第 3 期）

第十四节　浅谈急性胰腺炎的证因及治法

急性胰腺炎是常见急腹症之一，在中医书籍中有类似症状的记载，如《素问·五常政大论》曰："少阳司天……心胃痛、脘痛，厥逆膈咽不通。"《六元正纪大论》曰："木郁发之……民病胃脘当心而痛，上支两胁，膈咽不通，食饮不下。"《伤寒论·太阳病脉证并治》曰："结胸热实，脉沉而紧，心下痛，按之石硬者，大陷胸汤主之。"《伤寒论·阳明病脉证并治》曰："发汗不解，腹满痛者，急下之，宜大承气汤。"

祖国医学称胰腺为膵脏，膵脏与肝、胆、脾、胃关系非常密切。其病因病理多为暴饮、暴食、酗酒和过食油腻厚味，脾胃湿热蕴结中焦致中焦闭阻；或因蛔虫上蹿阻塞，膵脏津液不得外泄；或因恼怒伤肝，肝失疏泄，肝气横逆气血瘀滞，闭隔不通，"不通则痛"。肝胆郁滞而作胁痛、掣引肩背；湿蕴中焦，脾胃升降失司而作恶心呕吐、不食；郁而化热则发热、口干；中焦闭实，可见结胸膈痛，或全腹胀痛。若为湿热俱盛可见腹胀、黄疸；若蕴毒炽盛，可见高热、烦躁；甚则正不胜邪，热毒深陷而猝死。

"六腑以通为补，以通为用"，其治疗原则不离疏肝利胆，清热通下两大法。热毒盛则加强清热解毒，有虫扰应兼制蛔驱虫等。鉴于上述病机和治法，于临床治疗急性胰腺炎，验之甚效。

◆　病案 1

兰某，女，40 岁。

以右上腹锥痛阵发性加剧 7 日为主诉。先以右上腹痛，辗转不安，伴恶心呕吐，在门诊给阿托品、颠茄合剂等治疗无效，近 2 日痛加剧，且连及左胁，并放射至左肩背，再次就医于门诊，血常规提示白细胞总数 23.1×10^9/L，中性粒细胞比例 0.80，淋巴细胞比例 0.15，嗜酸性粒细胞比例 0.05，血红蛋白 9.5g，尿淀粉酶 1024U/L。拟诊胆囊炎、急性胰腺炎。急诊入院收住中医科病房。辰下两胁剧痛难忍，痛引左肩背，呻吟不休，面色苍白，额微冷汗，伴有畏寒低热，恶心呕吐，身目发黄，上腹痛拒按，四肢不温，大便通而不畅，溲黄，脉细无力稍数，舌红苔黄燥。体温 37.8℃，血压 80/58mmHg。西医诊断：急性胆囊炎，急性胰腺炎，早期休克。中医辨证拟为肝胆湿热蕴结。治以疏肝利胆，清热利湿，佐以通下，方取大柴胡汤加减。处方：柴胡15g、黄芩10g、半夏10g、白芍12g、枳壳6g、郁金10g、蒲公英15g、金银花20g、元胡10g、川楝子12g、茵陈50g、栀子10g、党参30g、甘草3g、牡丹皮10g、赤芍12g、大黄（后下）10g。1剂，水煎服。配合10%葡萄糖液500ml、四环素0.5g、氯霉素1g静滴。次日病人诉大便通泄3次，疼痛缓解，四肢转温，血压98/68mmHg，尿淀粉酶降至125U/L。步原方去牡丹皮、赤芍，再服1剂，配合昨日静滴1日，诸证好转。继以中药疏肝利胆、健脾和胃3剂以善其后，康复出院。

◆ 病案2

王某，男，32岁。

家属代诉：病人于24日晚6时喝红酒0.5kg，7点时开始感左上腹持续性胀痛，阵发性加剧，放射至左腰胁部，伴恶心呕吐1次，为酸腐性胃内容物，未有寒热。门诊X线腹部平透时曾昏厥1次，于当晚9时急收入院住内科病房。检查：尿淀粉酶1200U/L，拟急性胰腺炎即请中医会诊。诊得脉弦数，舌质红，苔黄燥，面红唇赤，烦躁不安，左上腹胀痛不可触。脉症合参，乃属肝胆气滞，胃腑积热。拟疏肝利胆，通泄阳明，清热泻火法治之，方取大柴胡汤加减。处方：柴胡10g、黄芩10g、枳壳6g、赤芍10g、蒲公英15g、金银花15g、黄连6g、牡丹皮6g、葛根10g、元胡10g、川楝子12g、大黄（后下）12g、芒硝（分冲）10g、甘草3g，1剂急煎服。配合补液加红、氯霉素，肌内注射阿托品。次日诊之，诉药后大便通下5次，诸症皆减，再进原方去芒硝，1剂。27日诸症皆除，康复出院。

【按语】上述两例均系急性胰腺炎，其治疗方法都以疏肝利胆合清热通下而收良效。病案1兼有黄疸，可见肝胆湿热郁结之盛，故治法以疏肝利胆、清热利湿为主。该例虽大便能通，但通而不畅，且舌质红、苔黄燥，上腹痛拒按，仍属腑实之证，攻下积热必不可少。病案2，则有明显酗酒史，中焦胃腑蕴热，迫及肝胆，而疼痛剧烈，纯属实热证，故其治则以疏肝利胆、清热与通里并重。又根据两例病人病情，前者四肢不温，脉细弱，有正不胜邪之势，故治疗必兼以扶正，用太子参兼顾之；后者昏厥，乃热邪内郁，阳气不能外达之因，即"热深厥深"，故治疗专事清热通里为急务。

（原载于《福建中医药》1983年第4期）

第十五节　半夏泻心汤治胃脘痛

一、半夏泻心汤的由来

半夏泻心汤原载于张仲景《伤寒论》第149条："伤寒五六日，而发热者，柴胡汤证具，而以他药下之……若心下满而硬痛者，此为结胸也，大陷胸汤主之。但满而不痛者，此为痞，柴胡不中与之，宜半夏泻心汤。"仲景又在《金匮要略》呕吐哕下利病脉治第十七篇中载："呕而肠鸣，心下痞者，半夏泻心汤主之。"由此可知仲景创制半夏泻心汤是用来治疗心下痞满兼呕肠鸣的胃肠病方。"心下"乃指胃脘部位，"心下痞"即指胃脘部满闷堵滞不宣通，按之柔软不"硬痛"。这里所谓"硬痛"，似应理解为：疼痛剧烈，压痛明显，有肌卫的意思，"痞"则应理解为无明显压痛与肌卫，但可有轻度闷痛或隐痛感觉。因为仲景经常以对照的笔法来叙述相似病症的鉴别，把"硬痛"与"痞"相对照，"痞"乃痞塞不通之意，"不通则痛"，所以说可有轻度闷痛或隐痛。

至于"痞"的成因，依《伤寒论》149条所述，可知是由于外感热邪在少阳被误下而使脾虚，邪热内陷，留滞于胃，导致脾胃不和，脾虚胃热，寒热虚实互结。再从《伤寒论》第131条载："病发于阴，而反下之，因作痞也"分析，"发于阴"乃指胃气素虚，脾阳不足，医反下之，脾胃更虚，因虚而气滞不运，故作"痞"症。邪热内结，胃气上逆则呕，脾虚邪热下注而作肠鸣。

根据上述证情分析，仲景组方选用半夏配干姜，以辛散气滞，温运脾阳，半夏又可降逆止呕，故为君；用芩连苦寒降泄内滞于胃肠之热邪，用参草枣可益气健脾补虚，此则理气和胃，降逆止呕，达到既消痞又补虚，寒热双调。

二、胃脘痛临证体会

胃脘痛乃指心下胃脘部位以痛为主症的慢性疾病，其症状表现可见于现代医学的慢性胃炎，胃、十二指肠溃疡等病。从病位上看与"痞"症相同，从症状表现上看也有类似之处，如胃脘部闷痛，或胀闷，或有恶心呕吐，或兼有消化不良之肠鸣便溏不爽等。从病因病机上分析，同样也有由于脾胃素虚；或劳倦内伤损及脾胃；饮食不作、饥饱失常，损伤脾胃；或恣食生冷，损伤脾阳，恣食肥甘辛热，过度饮酒，酿成湿热中阻，从而导致脾虚胃热，寒热虚实错杂。脾胃不和，气机痞塞不通，不通则痛。胃中有热，气上逆则呕恶；脾虚不运则脘胀满闷；湿热下注则肠鸣便溏不爽，等等。

临床上凡遇胃脘痛症，压痛不明显（按之柔软不硬痛），有痞闷胀塞感，或兼有恶心呕吐，嗳气，脉细或弦缓重按无力，舌淡红或红，苔黄腻或黄白相兼等症，现代医学诊断为慢性胃炎，胃、十二指肠溃疡者，辨证多属寒热虚实错杂证候，多选用半夏泻心汤为主方加减，疗效颇为满意，每用数剂之后，心下痞闷胀塞及呕恶等症明显减轻，舌苔逐渐消退，痛症缓解。

三、临床资料分析

福鼎县医院中医科 1987~1989 年共收治胃脘痛 73 例，经 X 光钡餐透视或纤维胃镜检查，均诊断为慢性胃炎（包括浅表性胃炎、萎缩性胃炎）或胃、十二指肠溃疡者。中医分型：脾虚胃热型 28 例，占 38%，脾胃虚寒型 22 例，占 30%；胃热型及肝胃（脾）不和型各 11 例，各占 15%；胃阴虚 1 例。对于脾虚胃热型 28 例均采用半夏泻心汤加减治疗，取得颇为满意疗效，兹简析如下。

28 例中慢性胃炎（包括浅表性胃炎）13 例，浅表、萎缩性胃炎 3 例，单纯十二指肠溃疡 4 例，浅表性胃炎伴十二指肠炎及溃疡者 5 例，浅表、萎缩性胃炎伴十二指肠溃疡者 2 例，萎缩性胃炎伴胃、十二指肠复合性溃疡者 1 例。经治疗胃脘痛消除时间：1 周内 7 例，2 周内 10 例，1 个月内 6 例，1~2 个月间 4 例，2 个月以上者 1 例（此例为萎缩性胃炎伴复合性溃疡）。上述 1~2 周内胃脘痛消除者共 17 例，占全组病例 60.7%，说明有明显疗效。属于寒热虚实错杂型之胃脘痛，治疗前舌质淡红或红为多，舌苔黄腻或薄黄或白黄相兼为多，治疗后病情好转大部恢复为淡红舌与薄白苔或薄黄苔。

四、病案介绍

◆ 病案 1

叶某，男，41 岁。

胃脘部反复疼痛两年，屡治罔效。近 1 周来因劳累而胃脘痛加剧，伴呕吐胃内容物，而求治于中医科。素有饮酒史。检查：胃脘部压痛明显，脉弦缓，舌红苔黄腻厚，服用黄连温胆汤加味 5 剂症虽稍减，但仍作痛，苔黄厚。5 月 4 日改服半夏泻心汤加减：半夏 12g、黄芩 10g、黄连 6g、干姜 5g、党参 20g、竹茹 15g、蒲公英 15g、白芷 10g、元胡 10g，3 剂后，胃脘痛明显好转。胃肠钡剂透视报告：十二指肠溃疡。胃镜检查：食管下段黏膜轻度糜烂，胃窦部黏膜轻度凹凸不平，十二指肠球部变形，前壁见一不规则溃疡面。自服半夏泻心汤加减后再不更方，至 5 月 13 日病人舌苔退净，胃痛解除。再予原方巩固疗效，至 6 月 16 日痊愈出院。随访半年胃痛无发作。

◆ 病案 2

吴某，男，39 岁。

诉因饮食不洁而腹痛泄泻半天 10 余次入院，经用葛根芩连汤合藿砂胃苓汤而腹泻停止，但仍胃脘胀闷疼痛，舌苔黄厚。询问病人原有十二指肠球部溃疡史十余年。7 月 20 日胃镜检查报告：食管炎，慢性浅表性胃炎，十二指肠球部溃疡。方用半夏泻心汤加减：半夏 10g、黄连 6g、黄芩 10g、党参 20g、干姜 6g、蒲公英 15g、白芷 10g、生黄芪 20g、海螵蛸 10g、浙贝母 10g、元胡 10g、炙甘草 5g。6 剂胃痛止，舌苔薄黄。8 月 8 日因外感暑邪而发热，服新加香薷饮加味而热解，但苔又转黄厚，8 月 14 日再服半夏泻心汤加减（同上），10 剂而胃痛缓解，舌苔边根薄黄中净。病已好转，不更方继服至 9 月 18 日停药，胃痛无发作，舌苔薄黄。观察半年胃痛无复发。

五、体会

半夏泻心汤原载于张仲景《伤寒论》《金匮要略》中，用于治疗心下痞满兼呕，肠鸣者，临床上用来治疗胃脘痛属虚实寒热错杂型者，取得显著疗效，乃鉴于该两种病在病位与症状上有相似之处，在病因病机上有共同特点，脾虚胃热，寒热互结，虚实夹杂。其诱因为劳倦或饥饱失常损伤脾胃使其虚，恣食辛热饮酒饮冷致其实，寒热互结，虚实相搏而发病。而半夏泻心汤组药是辛温苦寒合用，补虚泻实兼施，正合上述病情，故能取得良效。在诊断与疗效观察上，舌象变化是重要客观指征，治疗前多为淡红或红舌，苔多为黄腻或黄白相兼，治疗好转后转为淡红舌与薄白苔或薄黄苔。

（原载于《福建中医药》1990 年第 2 期）

第十六节　消化性溃疡从痈论治初探

刘运耀主任根据临床经验，提出"从痈论治"观点，自拟验方，并主持研制成溃疡平胶囊，于1990~1993年进行临床研究，治疗63例，设对照组（服西咪替丁）33例，收到满意疗效，兹报告如下。

一、病例选择与诊断标准

年龄15~65岁，有典型消化性溃疡病史及体征，治疗前7~10日内胃镜检查确诊为胃、十二指肠溃疡活动期者，胃镜下表现凹陷性溃疡，直径在2cm以内，周围充血水肿，面覆盖黄白苔，无其他并发症（伴出血或幽门梗阻者应先治疗解除后）。

二、临床资料

治疗组和对照组从性别、年龄、病程均有一致性，胃镜方面按溃疡面直径、溃疡部位分组，两组病例有可比性。

三、治疗方法

治疗组服溃疡平胶囊，每粒0.3g、每日3~4次，每次6粒，于餐前0.5~1h温开水送服，晚8~9点服1次，半夜有痛者临睡前再服1次；对照组服西咪替丁，每日3次，每次0.2g，每晚再服0.4g。服药满6~8周疗程结束。服药期间禁服其他治疗消化性溃疡的药物，禁食酸、辣、酒，并忌食易作酸食物及虾、蟹等发毒之物。

四、疗效标准

胃痛分级标准：0级为无胃痛；Ⅰ级（＋）为胃痛不影响工作，或进食可缓解；Ⅱ级（＋＋）为胃痛影响工作，需服药才缓解；Ⅲ级（＋＋＋）为胃痛需全休，服药或进食无效者。

疗效判断标准如下：①痊愈。溃疡面完全愈合，局部或有轻度水肿，胃痛消除。②显效。溃疡面缩小 1/2 以上，或多发性溃疡其中消失 1 个，其余溃疡面也有缩小，胃痛及其他症状显著改善。③好转。溃疡面缩小不及 1/2，但其他症状明显改善，胃痛减轻 2 级以上。④无效。溃疡面无变化或扩大，症状无改善。

五、治疗结果

本组试验 96 例，其中治疗组 63 例，对照组 33 例，治疗组明显优于对照组，P 值有统计学差异。

六、药物副作用

我们对治疗组中住院病例，在治疗前及疗程结束均进行了三大常规、肝功能、肾功能、血电解质、心电图、X 线胸透等检查，均无异常改变（在正常值范围）。

七、体会

溃疡平胶囊药物组成，选用了清热解毒，化痰行瘀生肌的中药，有蒲公英、浙贝母、三七、白芷等。又通观该病病人每因劳倦而得病，选用黄芪以益气扶正，增强机体抗病能力，促进黏膜修复，即治痈"内托"法，此处又选海螵蛸 1 味，有制酸收敛、保护黏膜功效。本试验结果证实总疗效与西咪替丁相仿，因此，消化性溃疡"从痈论治"可应用于溃疡活动期。小样本试验可以说明这一点，从实验结果看，脾胃湿热型效果最佳，虚寒型稍逊，尚待进一步研究。治疗组与对照组总的有效率相仿，说明"从痈论治"消化性溃疡临床可行，一般认为中药发挥效果较慢，但作用较稳定持久。从本组试验结果看，溃疡平胶囊止痛效果不慢，1 周内胃痛减轻（＋）~（＋＋）者达 69.8%，消除胃病总有效率达 90.2%，与对照组疗效相近，而且产生效果后未见反复。从愈合溃疡面效果看，若适当延长疗程治愈率可进一步提高。

（原载于《福建中医药》1995 年第 3 期）

第十七节　胃癌前病变病机阐述与胃萎灵验方

　　近年国内诸多学者文献报道，均认为慢性萎缩性胃炎伴肠化→增生→癌变是其病理必经途径。中医对此古籍未曾记述，但其临床以胃脘痛、痞满、嗳气、纳差、乏力等症状表现，可归属"胃脘痛""胃痞"等范畴，其病因病机诸学者亦有共识之处，其治法同中有异。该病为慢性过程，病程长，病情时常反复，难愈，正气已虚，即谓"久病必虚"，继而外邪（包括幽门螺杆菌感染）侵袭犯胃并聚居繁衍，损伤胃黏膜，从脾胃功能障碍致实质性胃黏膜破坏变薄等种种病理改变，即现代医学所谓：萎缩→肠化代之→异常增生→胃癌形成，此成共识。中医对上述之病变也应有共同认识，首先要探明其病因病机，应有的放矢，制定诊治统一的方案。其病因病机何在？其一，因为饮食、起居、劳倦、情志等因素使脾胃功能紊乱；其二，外邪（包括寒热之邪、幽门螺杆菌感染）侵犯使脾胃器质性损害。脾胃功能乃指脾主升主运化，胃主降主纳。脾主升，主运化功能，可泛指为现代医学所谓之肠吸收食物精华及转运功能。胃既不降，脾升有余，则肠之上皮就逆行至胃，发生"肠化"之变异。又因升降失司，中焦气机阻滞，聚湿生痰。因土虚而木横，肝胃不和，气滞血瘀由生，并与痰浊、毒邪（指幽门螺杆菌）互结，日久则异型增生，若不及时阻断，妥善治之，终攘成癌变矣，不亦晚乎！综上所述之演变，由虚至实，虚实错杂。其虚为脾胃气阴两虚；气虚即其功能减退，御邪之力弱，纳运失司；阴虚即胃黏膜破损变薄萎缩，消化液不足，此两者同时存在，故云气阴两虚为该病之本。其标为实，即上述之痰凝、气滞血瘀、热毒互结。鉴此，其治疗总则应为扶正祛邪，标本兼治。刘运耀主任经临床探索，自拟验方胃萎灵（现已研制成膏方试用），其组成：黄芪、党参、山药、玉竹（此4味益气养阴）、茯苓、半夏（祛痰湿）、麦芽、谷芽（助消化）、佛手、甘松（理气不伤阴，亦能柔肝）、九香虫、失笑散（化瘀散结）、蒲公英、白花蛇舌草（清热解毒），白芍、甘草（缓急止痛），及其他共20味药。至今共收治9例慢性萎缩性胃炎伴肠化的病人，其重度肠化并幽门螺杆菌（++）以上有2例，其余为中、轻度肠化，并均幽门螺杆菌阳性，经治均取得明显效果。此举偶两例。

◆ 病案 1

刘某，男，55 岁。

反复胃脘闷痛 1 年余，2013 年在某市级医院检查胃镜诊断：慢性萎缩性胃炎伴肠化（重度）、幽门螺杆菌（+++）。在医院服西药 3 个月幽门螺杆菌转为（+），但症状无明显好转，改中药治疗。初诊脉弦缓，舌淡红边瘀斑苔灰黄薄腻，拟诊：脾虚、湿热、血瘀，用胃萎灵方加减，服 6 个月后复查胃镜示慢性萎缩性胃炎伴轻度肠化、幽门螺杆菌（-）。为巩固疗效，继服膏方，3 个月后复查以观后效。

◆ 病案 2

陈某，女，50 岁。

反复胃痛 2 年余，服西药时缓时发，2013 年 8 月在某市级医院查胃镜诊断：慢性萎缩性胃炎伴重度肠化，异型增生，幽门螺杆菌（+++），延中医诊治，脉细缓，舌淡紫气苔中根厚腻灰黄。拟诊：脾虚、湿热瘀滞。处方：胃萎灵原方加减，前后服药近 1 年，复查胃镜示慢性浅表性胃炎、幽门螺杆菌（-）、病理无肠化及增生。现继服膏方巩固之。

第十八节　辨证治疗坐骨神经痛

坐骨神经痛属于祖国医学痹证范畴。福鼎县医院于 1979 年至 1982 年共收治 23 例，按中医辨证论治方法治疗，收效颇佳，兹简述如下。

一、临床资料

本组共 23 例，其中男性 18 例，女性 5 例。年龄：21~30 岁 8 例，31~40 岁 2 例，41~50 岁 9 例，51 岁以上 4 例。职业：干部 9 例，工人 14 例。病程：最短 4 日，最长 13 年；3 个月以内 11 例，半年内 3 例，1 年内 2 例，2 年 1 例，3~5 年 4 例，10 年以上 2 例。发病原因：外伤 4 例（包括跌伤、扭伤），劳倦并外伤 11 例，劳倦并外感 7 例，虚劳 1 例。

二、辨证论治

●（一）寒湿型

疼痛或遇阴寒天而加剧，饮酒或可减轻，脉弦或沉细，舌质淡，苔白。治用独活寄生汤加减（独活、寄生、当归、川芎、熟地黄、牛膝、木瓜、桂枝、乌头、鸡血藤、威灵仙）。

●（二）湿热型

腰腿痛多为烧灼样或酸闷胀痛，若饮酒痛加重，脉弦偏数，舌质红苔黄腻。治用四妙汤加味（苍术、黄柏、薏苡仁、牛膝、木瓜、寄生、秦艽、忍冬藤、女贞、墨旱莲、白芍、甘草。）

●（三）瘀阻型

腰腿痛多有针刺样，遇阴天或可加重，多有外伤史，脉涩或细弦，舌质紫或有瘀斑，苔白或兼黄。治用补阳还五汤加减（生黄芪、当归、川芎、赤芍、地龙、木瓜、牛膝、桃仁、红花、鸡血藤、乳香、三七粉。）

辅助疗法：①偏寒者用当归注射液 4ml 环跳穴或痛点封闭，每日 1 次，10

日为1个疗程。②偏热者，用夏天无注射液4ml环跳穴或痛点封闭，每日1次，10日为1个疗程。③少数病例曾配合按摩或针灸3~10次。

三、疗效分析

● （一）分型给药

服独活寄生汤加减10例，治愈6例，好转4例；服四妙汤加味7例，治愈4例，好转3例；服补阳还五汤加减4例，治愈1例，好转1例，2例无效（系腰椎间盘突出症）转院；服补肝肾方剂2例均好转。

● （二）服药剂数

最少18剂，最多57剂，大部分为30余剂。

● （三）效果

治愈11例（疼痛消除，活动自如，抬腿试验阴性，随访半年以上无复发者）占47.8%；好转10例（腿痛缓解，抬腿试验阴性，但劳累远行后尚有轻微痛），占43.9%，总有效率为91.3%。

四、典型案例

◆ 病案1

潘某，男，47岁。

近3个月来腰骶痛并放射至两下肢大腿后侧和小腿外侧，呈麻痹拘急感或如针锥样难忍，半个月来疼痛加剧而频繁，不能久立，不耐侧卧，经中西药治疗均罔效，但常饮酒可暂得舒缓，余无他恙。病人以木匠为业，劳倦用力，既往常有腰痛。察舌质，淡而带紫，苔薄白。脉细弦无力。检查：腰骶部有压痛，双侧直腿抬高试验阳性。X线拍片显示：腰椎前缘呈唇样增生。诊断：坐骨神经痛、肥大性腰椎炎。中医辨证：肝肾虚损，寒瘀阻络。拟补肝肾强筋骨，兼活血通络为治。处方：独活10g、寄生30g、熟地黄20g、当归10g、川芎6g、白芍15g、牛膝15g、木瓜15g、丹参20g、红花5g、鸡血藤20g、海风藤15g、地鳖虫6g。守上方加减共服19剂，配合当归注射液4ml环跳穴1个疗程，腿痛解除，腰脊痛明显好转，双侧直腿抬高试验阴性，治愈出院。出院时嘱用黄芪、当归炖猪脚常食，以巩固疗效，随访半年余，腿痛无复发。

◆　病案 2

林某，男，24 岁。

平素喜用冷水冲洗下肢，起病因于用力过猛损伤而作腰骶痛，X 线摄片腰脊骨质正常。罹恙 4 年余，虽中西医多方治疗罔效，时轻时重，并逐渐牵引至左侧大腿后痹痛拘急。辰下弯腰、久坐、久行则痛加剧，时状如针刺，夜间常因痛甚而不得眠。检查：第 2、第 3 腰椎旁有压痛点，左腿抬高试验阳性。按脉细涩而弦。舌质红有瘀斑，苔黄腻，诊断：坐骨神经痛。中医辨证：湿热久淫，瘀滞经络。治拟清热利湿，活血通络为法。处方：苍术 10g、黄柏 10g、薏苡仁 30g、牛膝 15g、寄生 20g、忍冬藤 30g、木瓜 12g、丹参 20g、赤芍 10g、乳香 6g、桃仁 10g、白芍 12g、甘草 5g。守上方加减共服 40 余剂，配合夏天无注射液 4ml 环跳穴封闭 1 个疗程。病愈出院。随访半年无复发。

◆　病案 3

温某，男，23 岁。

两月前因扭伤，左侧腰骶痛引大腿后侧及小腿外侧至趾，时感麻痹，门诊治疗无效，近日痛加剧而入院。辰下：坐卧时左腿酸痛麻痹，若少少走动稍得缓舒。检查：左侧小腿肌肉轻度萎缩。直腿抬高试验阳性。按脉弦，舌质淡红带紫，苔薄黄。诊断：坐骨神经痛。中医辨证：瘀阻经络。拟化瘀通络法治之。处方：生黄芪 30g、归尾 10g、川芎 5g、赤芍 5g、丹参 30g、桃仁 10g、乳香 10g、没药 10g、寄生 15g、牛膝 15g、丝瓜络 15g、薏苡仁 30g、地龙 10g、忍冬藤 30g。服 3 剂痛减轻，因感冒而改服疏风清热方剂数日，嗣后再继前方加减续治之，前后共服 30 余剂痊愈出院。随访 2 年多无复发。

五、体会

坐骨神经痛多发于青壮年男性，体力劳动者为多。究其病因每由劳倦损伤，肝肾不足，跌伤或扭伤用力，或外感湿邪而诱发。因此在辨证论治时均应加入较大量的补肝肾强筋骨的牛膝、寄生，舒筋活络止痛的忍冬藤、鸡血藤、丝瓜络、地龙、桃仁、乳香、没药，在恢复期加平补肝肾的女贞、旱莲、菟丝子、续断之类。若有气虚者重用生黄芪。挟湿者宜辨清寒湿抑或湿热分别治之，寒湿者选择桂枝、独活、灵仙之类；湿热者选用三妙汤、忍冬藤、薏苡仁、秦艽等。兼瘀者则兼用活血通络之品，但宜分辨瘀热抑或寒瘀，若为瘀热可选桃仁、赤芍、丹参、地龙之类；若为寒瘀可选当归尾、川芎、红花、鸡血藤等。此外，本病症状常表现为筋脉挛急疼痛，可配合芍药甘草汤应用，芍药用量宜大，甚或可用至30g，其效较佳。

（原载于《福建中医药》1983年第5期）

第三章　医案举隅

第一节 咳 嗽

沈某，男性，65 岁。

初诊：阵发性咳嗽、气逆 1 个月，痰少、咽痒，咳时面红。脉弦稍数，舌红，苔薄微黄。辨证：肝气上逆，木扣金鸣。

治法：镇肝止咳。

处方：青黛（布包）3g、牡蛎（先煎）30g、沙参 30g、麦冬 15g、枇杷叶 15g、桑白皮 10g、杏仁 6g、前胡 10g、桔梗 10g、蝉衣（蝉蜕）6g、僵蚕 10g、枳壳 6g、川贝母（研粉分冲）6g、甘草 6g，共 3 剂。

二诊：药进 3 剂，咳逆已除，先咳嗽痰少，纳食少。查有贫血、慢性支气管炎、肺气肿。脉弦缓，舌淡红，苔白。

辨证：脾肾两虚、肾不纳气、血虚。

治法：补脾纳肾、补血。

处方：六君子汤合青蛾丸加味。党参 30g、白术 10g、茯苓 10g、陈皮 5g、法半夏 10g、补骨脂 10g、沉香（后入）6g、杜仲 10g、熟地黄 20g、当归 10g、桑椹 15g、共 6 剂。

三诊：咳而气促系慢性支气管炎伴肺气肿，病症拖延日久难愈，宜扶助正气为主，用六君子汤＋青蛾丸治之。今来复诊，诉症状明显减轻，证之补脾肾可使证向愈。仍继前方再进 6 剂以观后效。

第二节　哮　喘

叶某，男性，8个月。

初诊：清晨及晚间反复发作咳而喉间痰鸣3个月，加剧1周。西医诊断为支气管哮喘，服西药未见明显效果。血检示，嗜酸性粒细胞增高，白细胞及淋巴细胞降低。大便干，肛红。指纹青紫在风关内。

辨证：痰热壅肺。

治法：宣肺泻热、化痰定哮。

处方：生麻黄2g、杏仁2g、石膏10g、桔梗3g、鱼腥草10g、浙贝母3g、瓜蒌3g、莱菔子6g、甘草2g，共2剂。

二诊：服上方症状减轻。同上方加桑白皮以加强肃肺，再进2剂。

三诊：病儿母亲告知症已明显好转，按二诊方去麻黄、石膏、莱菔子，加党参、茯苓、半夏，再2剂。

四诊：症已平悉，拟党参10g、白术3g、茯苓3g、陈皮2g、半夏3g、木香3g、炒麦芽6g、炒谷芽6g，3剂，以健脾化痰消食善后。

【按语】喘以气息言，哮以痰鸣响。小儿体禀稚阳，阳常有余。该病儿从指纹及大便干、肛红而知为阳盛之体，又小儿年幼抗病力弱（从血检白细胞及淋巴细胞降低而知），致病3个月未愈。急则治其标，方用麻杏石甘汤加味。有肺热炼液为痰，结踞肺巢难化，故病区拖延日久。方中用鱼腥草、浙贝母、桔梗、瓜蒌加强清肺化痰，以消气道之痰阻则哮可息。肺主气，气道通则肺气顺，喘可平。脾为生痰之源，肺为贮痰之器，终用健脾消食，以杜绝生痰之源，而得善后。

第三节　肺　胀

林某，女性，87 岁。

初诊：咳嗽、气促、痰少，语低声微，纳少，下肢浮肿，行动乏力，血压 100/50mmHg。某市级医院诊断：心力衰竭、房颤、阻塞性肺气肿。脉细弱近数，舌淡，舌下静脉粗长，唇青紫。

辨证：心肺脾肾俱虚，挟瘀。

治法：强心益肺、补脾肾。

处方：别直参（另炖、冲服）15g、麦冬 15g、五味子 6g、丹参 15g、生黄芪 30g、白术 10g、茯苓 15g、陈皮 5g、炒麦芽 15g、炒谷芽 15g、补骨脂 10g、沉香（后入）6g、杜仲 10g、防己 30g、炙甘草 6g，共 3 剂。

二诊：服药后症状明显改善，药中病机，原辙继进 5 剂巩固。

【按语】本例系危重病证，医者需细辨病机，方能有的放矢，否则贻误病情，后果不堪设想。方用重剂生脉散加益气健脾纳肾诸药，故能挽回性命。

第四节　心　悸

◆　病案 1

徐某，男性，63 岁。

初诊：期前收缩、房颤已 10 余年，曾辗转北京、上海、杭州多地就医治疗未效。刻下期前收缩不齐，胸闷，夜寐欠佳。脉按无力，舌淡红，苔薄白。

辨证：心气不足。

治法：补益心气。

处方：炙甘草汤加减。炙甘草 15g、太子参 30g、麦冬 15g、五味子 6g、枣仁 30g、柏子仁 10g、丹参 15g、苦参 10g、茯神（杵）15g、夜交藤 30g、生地黄 15g、火麻仁 20g、瓜蒌 12g、薤白 10g、法半夏 10g，共 7 剂。

二诊：诉药后胸闷改善，心律不齐、期前收缩明显好转，精神转佳。效不更方，原辙继进 7 剂。

三诊：诉胸闷已息，心律不齐、期前收缩已除，特来报喜。嘱原方继服 10 日以资巩固。

【按语】病人心脏跳动不齐，期前收缩、房颤、胸闷，历经各地名医治疗收效甚微，特来就诊。该证属中医脉结代、心动悸范畴，故配炙甘草汤化裁和生脉散加味而效果满意。胸闷虑其有冠脉不通，故又合瓜蒌薤白半夏汤，其余为养心安神以协作治之。方中又用苦参一味，乃根据现代药理报告，对心律不齐有明显效果。

◆　病案 2

罗某，女性，32 岁。

初诊：心动过缓、心律不齐，月经量少、色黑，自觉疲乏、胸闷、心悸。血压 100/70mmHg。脉细缓无力，不齐，舌淡红，中有瘀色，苔白。

辨证：心阳不足，有瘀。

治法：温通心阳，益气化瘀。

处方：生麻黄6g、附子（先煎）10g、细辛5g、生黄芪30g、炙甘草15g、党参30g、干姜5g、桂枝5g、火麻仁20g、麦冬15g、当归10g、丹参15g、益母草15g、生蒲黄10g、五灵脂10g、红花6g、鸡血藤30g，进3剂。

二诊：药后心律已齐，余症亦减，药中病机，故步原辙再进5剂以资巩固。

【按语】本例亦属中医心悸范畴，源于心阳不足以温通，方用麻黄附子细辛汤温通心阳，再合炙甘草汤加味以使心率归齐。舌诊有瘀色，且月经量少色黑，故再加补血活血之品，终收良效。

第五节 不 寐

◆ 病案 1

缪某，男性，18 岁。

初诊：夜难入寐半年，食欲欠佳，大便 2~3 日 1 次、质硬，平时胆小易惊。脉细稍数，舌淡红，苔中根灰腻。

辨证：心胆气虚、肠燥。

治法：益气镇惊，安神定志，润肠通燥。

处方：太子参 30g、麦冬 15g、竹茹 10g、枳实 10g、茯神（杵）15g、法半夏 10g、夜交藤 3g、枣仁（酸枣仁）30g、远志 6g、柏子仁 10g、川芎 6g、知母 10g、合欢花 10g、广木香 10g、槟榔 10g、火麻仁（杵）20g，共 6 剂。

二诊：服上方药后已能安然入睡至天明，大便亦通畅，唯心悸、手心汗多。脉细数，舌淡红，苔薄净。

中医辨证：心气虚、阴不足。

处方：太子参 30g、麦冬 15g、五味子 6g、生黄芪 30g、浮小麦 30g、柏子仁 10g、麻黄根 20g、山茱萸 6g、酸枣仁 30g、远志 6g、茯神 15g、夜交藤 30g、煅龙骨（先煎）30g、煅牡蛎（先煎）30g，共 6 剂。

【按语】不寐原因颇多，本例是典型心胆气虚所致，病人年轻，无明显心情和家事影响，因此药证相符，效果明显。

◆ 病案 2

王某，女性，74 岁。

初诊：夜不能寐历已多年，甚则彻夜不眠，屡治罔效，伴头晕乏力、腰酸。脉细弦，重按无力，舌淡红，苔薄白。

辨证：肾阴虚、肝血虚，阳不入阴而不寐。

治法：滋肾养阴，以交心肾，养肝血兼潜阳安神。

处方：龟板（先煎）10g、知母10g、黄柏10g、熟地黄20g、女贞子10g、枸杞15g、当归10g、白芍10g、太子参30g、麦冬15g、五味子6g、菊花10g、枣仁30g、茯神15g、夜交藤30g、合欢花10g，共3剂。

二诊：服上方后能寐3h，余依旧。药中病机，继进原辙5剂。

三诊：诉能寐5h，欣然再诊，效不更方，原辙继进5剂。

四诊：诉今日大便较溏软，日行2~3次。知药滋阴，脾失运化，方改杞菊地黄汤加味。

处方：熟地黄20g、山茱萸6g、山药30g、茯苓10g、泽泻10g、牡丹皮6g、枸杞15g、菊花15g、枣仁30g、夜交藤30g、合欢花10g、白术10g，共3剂。

【按语】初诊处方中药用龟板意在潜阳，并能补肾阴，配合二至丸加强之。熟地黄、归、芍可养肝血，除头晕、乏力，配合参、麦、味可养二阴，使心火得敛，配伍枣仁、茯神、夜交藤、合欢花更能安神治不寐。

◆ 病案3

陈某，女性，32岁。

初诊：平素纳少、疲乏、腰酸、夜寐不宁。脉细弱，舌淡，苔薄白。

辨证：脾虚纳少，生化乏源，心肾失养。

治法：健脾增食、化生气血，以养心肾而安神。

处方：党参30g、白术10g、茯苓10g、陈皮5g、广木香10g、炒麦芽15g、炒谷芽15g、菟丝子15g、枸杞15g、女贞子15g、杜仲10g、桑寄生15g、枣仁30g、夜交藤30g、合欢花10g，共5剂。

二诊：药后已安寐，他症亦改善，原方继服5剂以巩固。

【按语】病人先因脾虚食少、气血生化乏源，而致心肾失养而神不安宅故不寐。经上述辨证施治已得良效。

第六节　反　酸

罗某，女性，60 岁。

初诊：胸脘不适，胸骨后烧灼痛，时作反酸，反复月余，又夜不安寐。西医诊断：反流性食管炎，治疗后仍反复。

脉弦，舌淡红，苔薄黄。

辨证：肝胃不和。

治法：疏肝和胃安神。

处方：柴胡 6g、郁金 10g、香附 6g、广木香 10g、枳壳 6g、吴茱萸 3g、黄连 6g、海螵蛸 10g、浙贝母 10g、姜半夏 10g、蒲公英 15g、枣仁 30g、茯神 15g、夜交藤 30g，共 3 剂。

二诊：服上方症状明显改善，原方继服 5 剂巩固。

【按语】本例胆汁反流性食管炎，经上述诊治症状已明显好转，嘱按原方调治，并禁食酸辣等刺激性食物。

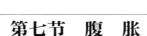
第七节 腹 胀

朱某，男性，34岁。

初诊：腹胀大已多时，大便每日1次，质中等，纳食正常，余无他恙。脉弦，舌淡红，苔薄微黄。

辨证：气滞。

治法：通因通用。

处方：广木香10g、枳实10g、厚朴30g、槟榔10g、大黄（后入）6g、黄芩10g、枇杷叶15g、当归10g、杏仁6g、郁李仁10g、桃仁6g，共3剂。

二诊：服上方便泄日行3次，质溏，腹胀明显减轻。药已中病，同原方去大黄、桃仁，再进3剂症息。

【按语】鉴此无明显症状可辨证之处，唯依舌脉暂作实证，气滞论治，虽有大便正常，仍去通因通用法，以冀消其胀。方用木香槟榔丸化裁，意在行气化滞，果获良效。

第八节　腹　泻

蔡某，女性，68岁。

初诊：腹痛，大便溏泄，日4~6次，无里急后重。既往有高血压、失眠史，已服降压药物治疗，今测血压150/80mmHg、现有头晕。脉弦，舌淡红，苔薄白。

辨证：脾虚肝乘。

治法：培土抑木。

处方：党参30g、白术10g、茯苓10g、陈皮5g、柴胡5g、白芍10g、防风10g、天麻10g、钩藤10g、石决明（先煎）30g、牛膝10g、枣仁30g、夜交藤30g、合欢花10g、甘草6g，共3剂。

二诊：药后诸症有所改善，测血压140/80mmHg、原方再服5剂。

三诊：大便溏泄已减，日2~3次，夜寐改善，效不更方，继服5剂症息。

【按语】本例典型土虚木横之腹泻，病人肝阳亦亢致头晕、不寐，治疗双管齐下，故能取得明显效果。

第九节 胃脘痛

◆ 病案 1

夏某，男性，61 岁。

初诊：胃痛多年，查有溃疡史。近复查胃镜示食管红斑，胃体胆汁潴留，胃窦及十二指肠多发糜烂。又夜尿多，下夜难寐。脉细弱，舌淡，苔薄白。

辨证：脾肾两虚，肝胆横逆。

治法：温补脾肾，调和胆胃。

处方：生黄芪 30g、白术 10g、蒲公英 15g、白及粉（分冲）6g、海螵蛸 10g、浙贝母 10g、吴茱萸 3g、黄连 5g、柴胡 5g、黄芩 10g、姜半夏 10g、菟丝子 15g、枸杞 15g、覆盆子 15g、枣仁 30g、夜交藤 30g，共 6 剂。

二诊：药进 6 剂，症状明显好转，原方继服 10 剂巩固。

【按语】上例应用自拟溃疡平方治疗。溃疡平处方乃刘运耀自创，临床研究 63 例证实对溃疡性胃炎疗效显著，已经省地卫生部门组织专家评审通过，并经福建省医科大学动物药效试验证实药效确切。

◆ 病案 2

林某，女性，58 岁。

初诊：胃脘闷痛，纳减，反酸，烧心，呃逆，口干不饮，夜不寐，又畏冷、头额痛，牙痛，舌下红斑，大便难。既往"慢性萎缩性胃炎、胃溃疡"史。脉细弦，舌淡红，苔白干。

辨证：脾胃虚、肝气逆。

治法：调和肝胃。

处方：溃疡平和左金丸加味。生黄芪 30g、蒲公英 15g、白及粉 6g、海螵蛸 10g、浙贝母 10g、吴茱萸 3g、黄连 6g、广木香 10g、枳壳 6g、姜半夏 10g、枣仁 30g、茯神 15g、夜交藤 30g、火麻仁 20g、防风 10g、白芷 10g，共 3 剂。

二诊：诉症状稍减，畏冷及头痛已除，大便通畅，药已见效，同上方去防风、白芷、火麻仁，再进 5 剂。

随访：胃痛明显好转，嘱依二诊处方继服 1 周，症息。

【按语】该症情复杂，但以肝胃为主，肝味酸，肝逆则反酸、烧心，以土虚木横、诸症丛生。治疗重在调和肝胃。处方予左金以平木。溃疡平处方已成验方，故临床每每显效，若兼有他症，可随作加味，亦不影响疗效。

第十节 胁 痛

◆ 病案 1

朱某，男性，35岁。

初诊：口苦、脘胀、右胁下不适，夜寐不佳伴耳鸣。B超示肝内多发囊肿，胆囊胆汁瘀积。脉弦，舌红，苔黄。

辨证：肝胆郁热。

治法：疏肝利胆。

处方：柴胡6g、郁金10g、黄芩10g、法半夏10g、茯苓10g、泽泻10g、广木香10g、枳壳6g、川楝子10g、枣仁30g、夜交藤30g、磁石（先煎）30g，共7剂。

二诊：药后诸症好转，同上方再进7剂症息。

【按语】病人肝郁，其气上逆则口苦，横逆侮脾则脘胀。肝开窍于耳，气上逆而耳鸣，用柴胡配磁石可泻正，余药和肝胃且安神。

◆ 病案 2

吕某，女性，43岁。

初诊：右胁闷痛，嗳气，脘胀，大便溏，日3~4次。脉细，舌淡，苔薄白。

辨证：肝脾不和，脾虚木乘。

治法：疏木培土。

处方：柴胡6g、郁金10g、香附6g、广木香10g、枳壳6g、厚朴10g、白术10g、茯苓10g、苏梗10g、姜半夏10g、扁豆10g、芡实20g、神曲10g、楂炭20g、炙甘草6g，共3剂。

二诊：药后症状好转，故步原方5剂，随访症息未再服药。

【按语】本例辨证用药切中病机，故有立竿见影之效。

第十一节 眩 晕

◆ 病案 1

李某，男性，57 岁。

初诊：自觉头晕多时，查有"高血压"史，今测血压 160/110mmHg。脉弦硬，舌红，苔少薄黄有裂纹。

辨证：肝阳上亢。

治法：平肝清热，养阴潜阳。

处方：天麻 10g、钩藤 10g、菊花 10g、石决明（先煎）30g、栀子 6g、黄芩 10g、丹参 15g、夏枯草 15g、牛膝 10g、北沙参 30g、麦冬 15g、生地黄 15g、杜仲 10g、桑寄生 15g、生龙骨 30g、生牡蛎 30g，共 5 剂。

二诊：服上方后头晕改善，今复测血压 150/90mmHg。药已中的，效不更方，再进 5 剂，必要时可继诊，并嘱戒急躁，勿食辛热油腻之品。

◆ 病案 2

林某，女性，54 岁。

初诊："高血压"病史多年，今晨卧床时即有眩晕明显，视物旋转，欲吐，酸痛，测血压 160/100mmHg。脉弦硬，舌红，苔薄少。

辨证：肝阳上亢，肾阴不足。

治法：平肝潜阳，滋水涵木。

处方：天麻 10g、钩藤 10g、菊花 10g、石决明（先煎）30g、栀子 6g、黄芩 10g、丹参 15g、夏枯草 15g、牛膝 10g、女贞子 10g、墨旱莲 15g、首乌 20g、杜仲 10g、寄生 15g、龟板 10g、知母 10g，羚羊角粉 2 支，3 剂，水煎，分温二服。

二诊：服药 3 剂，眩晕明显减轻，复测血压 150/90mmHg，药已见效，故步原方继进 3 剂。

三诊：症继减，头无旋转感，测血压 140/90mmHg，腰痛好转。效不更方，故步原辙再进 5 剂。

四诊：症已平息，原方去羚羊角、龟板、知母、黄柏、熟地黄，调理善后，病嘱早晚服六味地黄丸以滋水涵木。

【按语】病案 1 和病案 2 同为高血压病，但中医诊治有所不同：病案 1 仅为肝阳上亢，无肾阴亏损之症；病案 2 兼有肾阴亏损，表现为腰痛。因此用药均用天麻钩藤饮加味以平肝潜阳，病案 2 兼用大补阴丸化裁，服药 3 剂后血压逐渐下降，嘱病人坚持服药此方加山楂、草决明，以观后效。

◆　病案 3

陈某，女性，60 岁。

初诊：头晕且痛，伴恶心欲呕，胃不舒，畏冷。

脉弦，舌淡红，苔薄白。

辨证：脾虚痰作祟。

治法：健脾化湿，祛痰熄风。

处方：生黄芪 30g、白术 10g、防风 10g、天麻 10g、姜半夏 10g、茯苓 10g、川芎 10g、白芷 10g、紫苏叶 10g、厚朴 10g，共 2 剂。

二诊：症状明显好转，原方再服 3 剂。

【按语】本例亦为眩晕证，但非前例高血压之眩晕，本例为风痰作祟，前例为肝阳上亢所致，故治法迥然不同，此即中医谓同病异治也。

第十二节 头 风

◆ 病案 1

姚某，男性，52 岁。

初诊：左侧面部肌肉抽动 3 月余，在福州某省级医院神经内科诊断为"三叉神经炎"，服用西药 1 周，服药期间可暂时控制，药性过后又发作。刻下：视之左颈部肌肉仍抽动不止，面色偏红。

脉弦，舌红，苔薄黄干。

辨证：面部属阳明胃经经脉所布，病人面红，胃经有热，又抽动为肝风。

治法：清胃热，平肝止痉。

处方：升麻 6g、黄连 5g、生地黄 15g、牡丹皮 6g、白芍 10g、鲜石斛 20g、知母 10g、天麻 10g、钩藤 10g、石决明 30g、僵蚕 10g、全蝎 6g、甘草 6g，共 3 剂。

二诊：服上方症状明显改善，效不更方，再进 5 剂。

三诊：经上述治疗后症状已停止，故步原辙，继服 5 剂巩固。

◆ 病案 2

苏某，男性，25 岁。

初诊：右侧太阳穴痛伴畏风、呕恶，反复发作，近又作 3 日。脉浮紧，舌淡红，苔薄白。

辨证：风邪侵犯太阳穴（经外奇穴）。

治法：疏风散寒。

处方：川芎 10g、荆芥 6g、防风 10g、细辛 5g、白芷 10g、薄荷（后入）6g、全蝎 6g、僵蚕 10g、生姜 3 片，共 3 剂。

病人未再复诊，后其母患病前来求诊时诉其头痛已愈。

【按语】病人太阳穴痛伴恶风、呕恶、脉浮紧，可知为感受风寒之邪，袭于穴巢，未得有效疏解，故作一月未除，西药效果欠佳。今予疏风散寒、直捣巢穴故效如桴鼓。

此 2 案均为"头风",西医称为"三叉神经痛",但中医治疗采用不同方药治疗均得满意效果,何之?此即中医治病应掌握其病机,两者病机不同,其治亦异,此即同病异治是也。

第十三节 汗 证

◆ 病案 1

陈某，男性，41 岁。

初诊：夜寐盗汗多日，昼则神疲乏力，平时腰酸，性事早泄。脉弦，舌红，苔黄。

辨证：虚劳（心肾阴虚、肝经有热）。

治法：养心滋肾平肝热。

处方：太子参 30g、麦冬 15g、五味子 6g、生黄芪 30g、浮小麦 30g、麻黄根 20g、煅龙骨（先煎）30g、煅牡蛎（先煎）30g、山茱萸 10g、生地黄 15g、熟地黄 15g、当归 10g、黄芩 10g、黄连 5g、黄柏 10g、女贞子 10g、墨旱莲 15g、山药 30g、杜仲 10g、寄生 15g、金樱子 30g、芡实 20g、吴茱萸 3g，进 7 剂。

二诊：诉症状明显改善，同上方再 5 剂巩固疗效。

【按语】心主神，汗为心液，心虚则盗汗神疲；肝主疏泄，现值春季属肝主事，肝热亦使汗泄。性事早泄、腰酸为肾虚肝强。阳虚自汗，阴虚盗汗。本例为阴虚内热之盗汗，故用养阴清热为法，效如桴鼓。方用生脉散合止汗散以养心敛汗，吴茱萸合黄连为左金以平木，加当归六黄汤以清热止汗，二至合水陆二仙以滋肾敛精。方中二至水陆二仙为滋肾敛精而设。

◆ 病案 2

许某，男性，51 岁。

初诊：畏风、动辄汗出，夜寐卧床亦汗出，口咽干稍喜饮，腰痛小便分岔。脉细无力，舌淡红，苔中根薄微黄。

辨证：肺气虚、心肾不足、下焦瘀滞。

治法：益气敛汗，补益心肾。

处方：生黄芪 30g、白术 10g、防风 10g、党参 30g、麦冬 15g、五味子 6g、百合 15g、桔梗 10g、浮小麦 30g、麻黄根 20g、煅龙骨 30g、煅牡蛎 30g、菟丝子 15g、枸杞 15g、杜仲 10g、车前子（布包）10g、王不留行 15g、牛膝

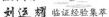

10g，共 6 剂。

二诊：服上方畏风、汗出明显好转，口咽干已除，余如旧。药已中的，同上方去百合、桔梗再服 6 剂。

三诊：畏风自汗亦愈，唯腰痛、小便分岔虽减但未愈。拟用滋肾通关散加化瘀软坚利尿法。

处方：肉桂粉（分冲）3g、知母 10g、黄柏 10g、鳖甲（先煎）10g、泽泻10g、丹参 15g、桃仁 6g、紫花地丁 20g、肺形草 30g、车前子（布包）10g、石菖蒲 6g、杜仲 10g、寄生 15g、山萸肉 6g，3 剂，水煎，温分二服。

四诊：药进 3 剂，小便已明显通畅，故步前方再进 6 剂症向愈。

【按语】病人自汗乃气虚所致，方用玉屏风和生脉散，症息，其中山茱萸味酸亦在敛汗。继用滋肾通关散化瘀而效如桴鼓。每用此方治疗前列腺增生、小便不畅均获良效。

第十四节　消　渴

林某，男性，62 岁。

初诊：患高血压、糖尿病 10 余年，服西药控制良好。但持续手足末端麻木或麻痹。口渴喜饮，大便干，尿偶失禁。脉弦，舌红干，少苔。

辨证：属消渴病，气阴两虚，肾气不足，兼有肢络不通。

治法：益气养阴、补肾、活血通络。

处方：太子参 30g、麦冬 15g、五味子 6g、生黄芪 30g、葛根 15g、乌梅 15g、天花粉 15g、石斛 20g、菟丝子（布包）15g、枸杞 15g、桑螵蛸 15g、熟地黄 20g、火麻仁 20g、丹参 15g、桑枝 15g、牛膝 10g、桃仁 6g，共 5 剂。

二诊：口渴便干改善，余依旧，仍续原方 5 剂。

三诊：诸症明显好转，效不更方，再进 5 剂巩固。

【按语】本例属中医消渴病，口渴、便干明显，拟为中消。按病机用生黄芪、葛根合生脉饮加味以益气养阴兼活血通络，诸症得以改善。本病需长期配合饮食调养。

第十五节 癃 闭

◆ **病案 1**

雷某，男性，83 岁。

初诊：反复心悸数月，小便不通多日，已导尿，既往"前列腺增生"病史，平素排尿不畅。脉弦稍数，舌红有瘀色，苔根黄，舌下静脉粗长。

辨证：老年心肾不足，心火旺，心阴虚，热移下焦迫及前列腺致瘀热搏结，阻于尿道，发为癃闭。

治法：滋阴清火，交通心肾。

处方：太子参 30g、麦冬 15g、枣仁 30g、柏子仁 10g、知母 10g、黄柏 10g、油肉桂粉（分冲）3g、车前子（布包）15g、牛膝 10g、鳖甲（先煎）12g、牡蛎（先煎）30g、王不留行 15g、桃仁 6g、生地黄 15g、牡丹皮 6g、赤芍 12g、泽泻 10g，3 剂，水煎，温分空腹三服。

二诊：服前方后心悸改善，小便已通畅，导尿管已拔除，但仍淋漓难尽。药已中病，效不更方，故步原辙，再进 7 剂。之后继用知柏地黄丸加化瘀软坚法以获全功。

【按语】前列腺肥大之淋病，仍老年人常见病，且夜间尿频短影响睡眠甚为烦恼。用滋肾通关散化瘀利尿屡见奇效，谨供同道参考。

◆ **病案 2**

王某，男性，69 岁。

初诊：前列腺增生肥大多年，尿短、尿频、无力，伴腰酸、足冷、耳鸣。脉细无力，舌淡，苔薄白。

辨证：肾阳不足、下焦瘀滞。

治法：温肾通阳，化瘀通淋。

处方：桂枝 6g、茯苓 10g、丹参 15g、桃仁 6g、赤芍 12g、三棱 6g、莪术 6g、王不留行 15g、附子（先煎）10g、当归 10g、牛膝 10g、菟丝子 15g、枸杞 15g、五味子 6g、车前子（布包）10g、覆盆子 15g、柴胡 5g、磁石（先煎）30g，3 剂，水煎，分温空腹三服。

二诊：病人诉服药后症状有所好转，药已中病，无须更辙，故步继进，再服 6 剂。

三诊：诉症状明显好转，嘱再服 6 剂，向愈。

【按语】病人年近古稀，神气已虚，偏阳虚，从其舌质淡、足冷知之。故方中配附子、牛膝，又用五子衍宗丸意在温肾缩尿，使之尿频得减。方中又用车前子使尿每次量增多，桂枝茯苓丸加三棱、莪术、王不留行意在化瘀通淋，柴胡、磁石治耳鸣。为多路兵马合而围攻之。

第十六节 牙 衄

夏某，男性，53 岁。

初诊（2020 年 3 月 28 日）：时常牙衄，近又腰酸、失眠、尿短频。脉细弦，舌红，苔薄少。

辨证：牙龈属胃，阳明胃经热则牙衄，长期内热耗伤肾阴，故又作腰酸、失眠、尿频数。

治法：清胃热、滋肾阴。

处方：升麻 6g、蒲公英 15g、生地黄 15g、牡丹皮 6g、鲜石斛 30g、知母 10g、藕节 30g、女贞子 10g、墨旱莲 15g、龟板（先蒸）10g、黄柏 10g、枣仁 30g、茯神 15g、夜交藤 30g、菟丝子（布包）15g、枸杞 15g、五味子 6g、覆盆子 15g、车前子（布包）10g、杜仲 10g、寄生 15g，共 5 剂。

二诊：上方服 5 剂，症状明显改善，效不更方，原方再进 5 剂。

【按语】方中用清胃散以清胃热，二至合大补阴丸以滋肾阴，五子衍宗汤以治尿频短，加杜仲、寄生以壮腰健肾。为斯大方稳进，故能立竿见影。可谓操控各路兵马各个击破。

第十七节　腰腿疼

陈某，男性，55岁。

初诊：双下肢小腿冷20余年，近又进食则头汗出，阴囊潮湿。脉细弦，舌淡红，苔薄白。

辨证：寒湿下袭，虚阳上越。

治法：温阳祛湿，稍佐潜阳。

处方：独活6g、细辛5g、当归10g、川芎10g、附子10g、桂枝5g、生黄芪30g、防风10g、白术10g、牛膝15g、茯苓10g、苍术10g、浮小麦30g、麻黄根20g、煅龙骨（先煎）30g、煅牡蛎（先煎）30g、石决明（先煎）30g，共3剂。

二诊：药后头汗及下肢冷均减轻。药已中病，无须改辙，原方再进5剂。

三诊：症息，续服独活寄生汤善后。

【按语】本病原由矿井下工作多年所致，乃寒湿下袭小腿为主要病机，历经20余年未能驱除，非大剂温阳祛湿难了。方中用桂、附、细辛、独活尚不足以驱之，又增当归、川芎活血通血脉，牛膝引药下行，苍术、茯苓增强祛湿效果，又加芪、防、术巩固堤防、不容水湿来犯，其他药物合以潜阳止汗。可谓面面俱到，故能寥寥数剂而获全功。

第十八节 风 疹

◆ **病案 1**

林某，男性，72 岁。

初诊：周身皮肤红斑，片状为主，瘙痒，夜寐于被窝内则加剧，历已月余，服西药 1 周未效而来求诊。脉浮近数，舌红，苔黄。

辨证：风疹（风热之邪郁于肌表）。

治法：疏风清热透表。

处方：生麻黄 6g、杏仁 6g、石膏 30g、黄芩 10g、桑白皮 10g、地骨皮 10g、僵蚕 10g、蝉衣 10g、全蝎 6g、甘草 6g，3 剂，水煎，餐后约 2h 温分二服。

二诊：服上方症状明显改善，继服 3 剂。

【按语】本例西医诊断为"荨麻疹"，方用麻、杏透邪于外，石膏、黄芩、桑白皮、地骨皮清热于里，协用僵蚕、蝉衣、全蝎疏风止痒。三管齐下，效如桴鼓。

本案与前文哮喘病例虽疾病不同，本例为荨麻疹，前例为哮喘，但治疗同用麻杏石甘汤加味能得显效，可证中医之异病同治矣！

◆ **病案 2**

林某，女性，45 岁。

初诊：反复发作皮肤红斑块，色淡，早晚及受凉则发作，夜间卧床于被窝内则疹退不痒，历已年余，近来天气寒热无常而常发作。脉浮缓，舌淡红，苔薄白。

辨证：气虚、风邪郁于肌表，未能透达。

治法：益气、疏风、透表。

处方：生黄芪 30g、白术 10g、防风 10g、桂枝 6g、白芍 10g、炙甘草 10g、蝉衣 10g、僵蚕 10g、生姜 3 片，红枣 3 枚，3 剂水煎温分服。

二诊：病人诉服上方后症状明显改善，嘱继服 3 剂告愈。

【按语】风疹有寒热之别，以斑块颜色鉴之。色鲜红者，属热、属实，色淡红者为虚，得热疹退则为寒。该病人色清，卧于被窝中得热则疹退，证之为虚寒证，故用玉屏风加桂枝汤加味，效如桴鼓。

第十九节　经量过少

◆　病案 1

林某，女性，23 岁。

初诊：月经量少、色黑反复多年，查有雌激素降低。脉细欠力，舌淡，苔薄白。

辨证：血虚肾亏挟瘀。

治法：养血补肾，少佐化瘀。

处方：熟地黄 20g、当归 10g、川芎 10g、赤芍 10g、益母草 15g、鸡血藤 30g、桑椹 15g、肉苁蓉 15g、菟丝子 15g、枸杞 15g、覆盆子 15g、丹参 15g、牛膝 10g、桃仁 6g、红花 6g、紫河车（另研，炖，冲入）10g，共 6 剂。

二诊：上方服 6 剂，病人面色及精神明显改善，效不更方，同上方再进 10 剂。

三诊：病人诉月经来潮，量已增多，且面色转红。

【按语】病人查有雌激素降低提示肾气不足，故方中除大队补血之品，又加补肾之三子、紫河车，此可提供雌激素也。

◆　病案 2

蔡某，女性，33 岁。

初诊：月经量少，夜难入寐，手足不温，纳少便溏。脉细弱，舌淡，苔薄白。

辨证：脾虚血亏，不能养神。

治法：补益心脾。

处方：黑归脾汤加减。党参 30g、白术 10g、茯神 15g、炙黄芪 30g、当归 10g、枣仁 30g、夜交藤 30g、熟地黄 20g、广木香 10g、炒麦芽 15g、炒谷芽 15g、桂枝 6g、白芍 10g、炙甘草 10g、合欢花 10g、生姜 3 片，红枣 3 枚，共 4 剂。

二诊：药后夜寐安，手足温，原方继服 5 剂。

【按语】病人为典型的脾虚血少不能养神的黑归脾汤适应证，故服 4 剂即能见效。

第二十节　经期延长

王某，女性，40 岁。

初诊：月经拖延多日不净，有小血块，又有乳房结节，经前胀痛。脉弦，舌暗红，苔薄白。

辨证：肝郁、血瘀、挟热。

治法：先予疏肝清热为主以净月经，后再专于化瘀散结。

处方：柴胡 5g、炒栀子 10g、牡丹皮 6g、生地黄 15g、当归 10g、白芍 10g、赤芍 10g、三七粉 6g、益母草 15g、生蒲黄（布包）10g、五灵脂（布包）10g、甘草 6g，共 5 剂。

二诊：诉服上方 10 剂月经已正常，唯乳房结节依旧。脉弦，舌暗红，苔薄白。

辨证：肝郁血瘀。

处方：柴胡 6g、郁金 10g、香附 6g、丹参 15g、桔梗 15g、青皮 6g、橘核（杵）10g、山慈菇（先煎）15g、当归 10g、白芍 10g、茯苓 10g、白术 10g、炙甘草 6g，共 7 剂。

三诊：服上方后月经来潮前乳房胀痛改善。仍续前方再服 7 剂。

四诊：经上述治疗，近来心情舒畅，乳腺结节软化且有缩小，月经正常。嘱继续调理以善后。

【按语】病人乳房结节，经前胀痛，提示肝郁气滞。月经拖延多日不净且有小血块，提示肝郁热使血凝成块。故治疗方向为疏肝清热、化瘀散结。方用丹栀逍遥散加失笑散、三七、益母草直捣其瘀血块；然有肝热，所以多日不净，治疗先予清热兼化瘀，以求先净其月经。又因肝郁气滞故生乳房结节，经前且胀痛，治疗方法先予清热以净月经，后继化瘀散结，顺序渐进，经 3 次调治症趋向愈。

第二十一节　月经后期

郑某，女性，34 岁。

初诊：月经推迟 5~7 日，量一般，色偏暗，伴夜寐时腰痛，平素常后阴痒。脉弦，舌红，苔根薄黄。

辨证：血热且瘀，肝经郁热。

治法：清肝解郁，活血通经。

处方：柴胡 6g、郁金 10g、黄芩 10g、丹参 15g、赤芍药 10g、生地黄 15g、当归 10g、川芎 6g、益母草 15g、牛膝 10g、桃红 6g、红花 6g、苦参 10g、龙胆草 6g，共 4 剂。

二诊：药后后阴痒除，夜寐腰酸减，药已中的，无须更方，再进 5 剂。

【按语】二阴皆属于肝，后阴痒乃肝经湿热所迫，方用生地黄、牡丹皮、赤芍、当归、川芎、益母草、牛膝联合以活血通经，因其月经推迟且色暗，桃仁、红花活血祛瘀以加强之。用郁金者有助药力，夜寐腰痛拟为瘀血滞于腰间所然。

第二十二节 乳 癖

◆ **病案 1**

陈某，女性，46 岁。

初诊：双侧乳腺多发小结节，左侧外上方结节明显压痛，历已 2 年，屡治罔效。平时心性急躁。

脉细弦，左无力，舌淡红，苔薄白。

辨证：肝郁气滞，结节由生，左乳外上方亦属肝经布野。

治法：疏肝理气散结。

处方：丹栀逍遥散加减。柴胡 6g、炒栀子 10g、牡丹皮 6g、郁金 10g、丹参 15g、香附 6g、当归 10g、白芍 10g、白术 10g、茯神 15g、三棱 6g、莪术 6g、山慈菇 15g、女贞子 10g、墨旱莲 10g、川楝子 10g、甘草 6g，共 6 剂。

二诊：服上方自觉精神舒爽，胸乳疼痛减轻，效不更方，原方继服 10 剂。

三诊：自诉乳房结节有所松软，疼痛继减。嘱按原方再服 10 剂以观后效。因路途较远故每次开 10 剂。

【按语】该病属妇女常见病、多发病，且疗程较长，该症与心情有关，故嘱除服药外尚需精神舒畅为要。

◆ **病案 2**

陈某，女性，49 岁。

初诊：面部黄褐斑多，月经停 2 月不潮，近来情绪不佳，乳房胀痛，小腹闷不舒，腰痛。脉小弦，舌淡红，苔薄白。

辨证：肾亏，水不涵木。

治法：养血，滋肾柔肝。

处方：熟地黄 20g、当归 10g、白芍 10g、菟丝子 15g、枸杞 15g、女贞子 10g、益母草 15g、牛膝 10g、杜仲 10g、桑寄生 15g、川续断 10g、丹参 12g、柴胡 5g、郁金 10g、香附 6g，共 5 剂。

二诊：药后乳房胀痛及情绪好转，月经未潮，同上方继服5剂，以观后效。

【按语】病人49岁，《黄帝内经》云，"女子二七，天癸至……七七任脉虚，天癸竭，地道不通……"。证属更年，肾气已虚，故而腰酸，经水已停，肾亏水不涵木而致肝气不舒、乳房胀痛。所见乳胀、情绪不佳、腰痛均系肾亏、水不涵木之征，月经停2月乃肾亏、天癸竭表现。药进5剂，症状改善，但月经恐难再潮矣！

第四章 薪火传承

第一节　刘运耀辨治脑栓塞形成的思路与方法

　　脑栓塞形成是临床常见危急重症，大多数表现为骤发偏瘫失语等，历代医家及当代名家对该病的认识各有见地。刘运耀主任医师积 30 多年的临床实践经验，从痰瘀入手进行辨治，效果明显，其思路与方法有独到之处，现辑要整理如下。

一、痰瘀阻滞脉络为主要病因病机

　　脑栓塞形成属中医"中风"范畴。古代医家对"中风"之说各异，刘运耀主任在博采众家之长的基础上，指出脑栓塞形成的病因病机，有两家学说较为深切，一是《景岳全书·厥逆》篇中"痰火上壅之中风"说，颇有见地，二是王清任在其《医林改错》中所创的治偏瘫名方"补阳还五汤"，从药物组成可以看出其重在益气化瘀通络。刘主任认为，痰浊和血瘀这一对致病因素，在脑栓塞形成中至关重要。人至中年之后，脾运减弱，痰浊内生，痰浊流滞于脉络，阻碍血行，则血液涩滞，造成瘀血内阻，反过来又导致津液不得流通输布，亦可凝聚成痰，痰瘀相互作祟而发病。刘主任结合现代医学缺血性中风病之血液流变学的理论，认为所谓痰和瘀，其实就是津液与血液的流态异常，最终导致血液的高黏聚状态，易致微循环障碍，微血栓形成，这种变化，与中医的"痰""聚""瘀"等的病理认识是一致的。刘运耀主任上述关于脑栓塞形成的痰瘀相兼为病的论点，对于临床治疗有着很强的指导意义。

二、在辨证论治基础上突出化痰行瘀

　　脑栓塞形成属中医"中风"范畴，以偏瘫、失语等中经络症为多见，而出现突然昏仆、不省人事的中脏腑症较少，但治疗不及时或不当，病情也会呈渐进性或阶段性发展。传统中医对中风的认识较复杂，有责之于气血亏虚、络脉空虚者；有责之于精血不足、肝肾阴虚者；有责之于肝风心火相煽、气血并走于上者；有责之于脾湿生痰、肝火炼液成痰者，由此造成临床分型辨治时莫衷一是，令后学者常常有不得要领之惑。刘主任通过反复的临床探索，指出在脑栓塞形成的治疗上，辨清其标本缓急是十分重要的，但同时又必须认识到，作为一种临床急症，在脑栓塞形成这一特定的病理变化过程中，相对"本虚"而言，"标急"始终是主要矛盾，因此，刘主任在辨治本病时，一个鲜明的特点就是在辨证论治的基础上突出化痰行瘀，以期迅速疏通经络，减轻脑脉受损程度，以挽救生命，促进脑功能尽早恢复。大量的实验资料表明，化痰行瘀类方药有抑制血小板凝集、降低血黏度、扩张血管、改善微循环、增加脑血流量及供氧等多种功效。

根据上述认识，在具体治疗中，刘主任将脑栓塞形成简要地分为两型进行辨治，两型共同的病理基础都是痰瘀阻滞脉络，其共同的主症都是半身不遂、舌强语謇、口舌歪斜、偏身麻木，但由于有平素脏气虚弱和素体阳亢或热盛的差异，两型在临床上又显现不同的症候特点。

1. 脏气虚弱型

除上述主症外，尚有肢体软弱，手足肿胀，面色苍白，气短乏力，痰涎较多等，舌质暗淡，苔白腻，脉细涩或细缓。处方用补阳还五汤合二陈汤加味，并送服人参再造丸。

2. 阳亢热盛型

除主症外，尚有眩晕头痛，面赤心烦，口苦口黏痰多，便秘尿黄等，舌质暗红，苔黄腻或灰黑，或干燥少津，脉弦滑。处方用血府逐瘀汤加钩藤、石决明、菊花、胆南星、瓜蒌、鲜竹沥、生大黄等，并送服华佗再造丸。

上述两型在用药时，均加丹参、水蛭、牛膝、鸡血藤、桑枝等，以加强化瘀通络之力。

刘主任指出，上述治疗思路和方法，不仅适用于脑栓塞形成的急性期，而且也适用于病程超过4~6周，神经功能恢复不太理想的中风后遗症病人。

脑栓塞形成病人有少数可出现突然昏仆、不省人事的中脏腑症状，此时又有"阳闭""阴闭"之分，刘主任指出，此乃急中之急，现代医学对于该证型的治疗近年来进展很快，疗效也有逐步提高，若此时配合中医治疗，阳闭者用安宫牛黄丸1~2丸（鲜竹沥10~20ml调化），通过鼻饲管注入；阴闭者则选用苏合香丸1~2丸（以高丽参汤调化），鼻饲注入，均可提高疗效。

◆ **病案 1**

廖某，男，67 岁。

病人以突发右侧肢体瘫痪伴失语 2h 为主诉急诊入院。入院时血压 196/120mmHg，颅脑 CT 提示：左基底节散在性梗塞。治疗 1 周后症状改善不明显，请刘主任前往会诊。察病人除上症外，尚有面色苍白、喉间多痰、舌淡紫苔白腻、脉细缓无力，刘主任辨证为气虚、痰瘀阻于脉络，即给予补阳还五汤加味：生黄芪 50g、当归 10g、川芎 10g、赤芍 10g、桃仁 10g、地龙 10g、水蛭 10g、红花 5g、牛膝 15g、桑枝 15g、丹参 15g、鸡血藤 30g、陈皮 6g、茯苓 10g、半夏 10g、枳壳 10g、肉苁蓉 10g，水煎服，每日 1 剂，并加用人参再造丸，每日 2 丸分服。上方连服 5 剂后，病人右侧肢体肌力由 1 级恢复到 3~4 级，续进上方至 13 剂，病人已能下床依杖跛行，语言功能也基本恢复，只是构音尚不够清晰，后出院门诊治疗。

◆ **病案 2**

邢某，男，63 岁。

病人先以头痛继而神志不清住入内科，脑 CT 检查诊为"蛛网膜下隙出血"，经治疗 10 日后神志转清醒，但头痛无明显减轻，继而出现烦躁，神志再转模糊，且出现左侧肢体偏瘫，肌力 0 级，再行脑 CT 检查示右侧基底节区脑梗死，而原"蛛网膜下隙出血"已明显吸收。改变方案救治 2 日后症状无明显改善，遂请刘主任会诊。当时病人神志朦胧、烦躁、面赤、喉中痰鸣、呼吸粗急、大便已 3 日未通，并见唇红干、舌暗红苔黄厚而少津，脉弦滑，测血压 220/130mmHg。刘主任认为证系阳亢热甚、痰瘀阻于脉络，治宜平肝清热、化痰行瘀、开窍等法并进。处方用羚角钩藤汤合血府逐瘀汤加减：羚羊角粉 0.6g（分 2 次冲服）、钩藤 12g、生地黄 30g、菊花 10g、牡丹皮 10g、胆南星 10g、石菖蒲 10g、白芍 10g、枳壳 10g、地龙 10g、桃仁 10g、水蛭 10g、生大黄（后入）10g、黄连 10g、川贝母 6g、柴胡 6g、红花 5g、牛膝 15g、桑枝 15g、黄芩 15g、鲜竹沥 40ml（分 2 次冲服）、安宫牛黄丸 1 枚（化服），每日 1 剂，水煎鼻饲。药后大便通，2 日后神志转清，头痛减轻，诸症亦改善，原方去安宫牛黄丸，减生大黄量为 6g（后入），再进 3 剂，头痛缓解，肌力恢复到 2~3 级，仍守上方去石菖蒲、羚羊角粉 2 味续进 9 剂后，病人已能下床扶杖行走，左肢体肌力恢复到 4 级，言语清晰，其后随症加减，但化痰行瘀不变，3 个月后，病人已完全恢复到发病前的状况。

（原载于《福建中医药》1998 年第 4 期）

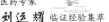
第二节　刘运耀治疗慢性肾衰竭的经验

慢性肾功能衰竭（以下简称慢性肾衰）是指在各种慢性肾脏疾病基础上缓慢出现的肾功能减退直至衰竭的一种临床综合征，主要病理为肾功能减退，代谢产物潴留，水电解质及酸碱平衡失调，以至不能维持机体内环境的稳定。刘运耀主任中医师在本病的治疗中，结合现代医学，坚持中医辨证施治，标本兼顾，疗效甚佳。今将其临床见解和思路择其精要介绍如下。

一、注重温补脾肾、通阳化气

慢性肾衰者常有不同程度的水肿、少尿，并可见面色㿠白或晦暗，形寒肢冷，神疲乏力，纳差便溏，舌淡胖边有齿痕，脉沉弱等。显然，这属于脾肾阳虚之证。刘主任认为本证多由肾阳虚衰，不能温养脾阳所致。亦有一部分因脾阳久虚，肾失充养则肾阳亦虚。由于脾肾阳虚，导致气不化水，引起水湿内潴，小便不畅。故在治疗上，根据辨证不同，刘主任常选用人参四逆汤、真武汤、实脾饮、温脾汤等方为基础加减，并每于方中加入桂枝（或肉桂）以通阳助膀胱气化，达到利水的目的。而在温肾行水的基础上加用健脾利水，可显著提高清除水肿的疗效。刘主任指出，在慢性肾衰的整个病程中，脾肾阳虚为其重要病理基础。脾肾阳虚则气不行水，小便不利，以致湿浊之邪留滞为患。而湿浊留滞日久，既可热化伤阴而致阴竭，又能寒化伤阳而致阳衰，故其治疗法则，除"急则治其标"之外，温补脾肾之阳是整个病程中的施治原则。临床上，刘主任在温肾扶阳时常首选附子，其用量随证增减，每剂 10~20g。在温补脾肾、通阳化气的同时，配合应用补精益气之品，其常用药有黄芪、人参、党参、怀山药、山茱萸、白术、茯苓、菟丝子、补骨脂、地黄、枸杞、肉苁蓉、巴戟天、仙灵脾、黄精、阿胶、龟板、鹿角胶、鹿茸等。通过临床观察，对于肾功能的改善确有一定效果，有提高肾小球滤过率，降低血中氮质潴留，改善内环境平衡紊乱的作用。

二、适时泄浊解毒、和胃降逆

慢性肾衰时，湿浊之邪内潴，消化系统症状常最早出现，亦最突出。通常始见纳呆，腹中不适，呃逆，继而出现恶心呕吐频作，或口中有尿臭味，口腔黏膜溃疡，齿龈红肿，或有腹泻，大便黏臭。舌苔多见厚腻或厚浊，此即为《证治汇补》所述："关格者……既关且格，必小便不通，旦夕之间，徒增呕恶。因浊邪壅塞三焦，正气不能升降，所以关应下而小便闭，格应上而生呕吐……最为危候。"刘主任指出，在这种情况下，及时采用泄浊解毒和胃降逆为主的治疗方案，其意义不仅仅是缓解症状，而在于改善机体内环境失调，纠正氮质血症，以利于抑制肾小管高代谢，保护健存的肾单位，延缓病情的发展。在治疗上，刘主任喜欢选用苏叶黄连汤、黄连温胆汤加生大黄煎汤频服，并应用大黄、附子、牡蛎等浓煎，高位保留灌肠，从而取得佳效。刘主任特别强调生大黄这一味药，因其具有通泄与化瘀两大功能，认为无论口服或灌肠，无论与温肾健脾还是活血化瘀药物配伍，均有显著减轻氮质潴留，改善微循环，延缓慢性肾衰病情进展的作用。

三、强调活血化瘀、疏通肾络

刘主任对活血化瘀法在临床疑难重症治疗中的应用素有心得。对于慢性肾衰，他认为本病病程甚长，久病入络，则瘀血内生，阻滞肾络。阳气亏虚，湿浊邪毒内蕴，更加瘀血相兼为病，则造成病错综复杂，难治难愈。

刘主任指出在慢性肾衰的过程中，无论是肾脏局部还是整个机体，都普遍存在着血瘀的病理变化，并由此影响着肾病的发展和转归。从肾来讲，在血瘀（高凝）状态下，肾血流量减少，肾小球滤过率下降，从而导致并加重了肾脏功能的衰竭。刘主任认为，中医的瘀血在某种意义上可归纳为现代病理学中的血液循环障碍，包括肾脏疾病时的肾小球内毛细血管阻塞、肾组织缺血、缺氧及纤维组织增生等病理改变。因此，适当选用活血化瘀药物以疏通肾络，祛除瘀滞，从药理学的理论来说，就是扩张血管，减少血管阻力，增加血流量，调整肾脏微循环，改善肾组织的血氧供应，软化或吸收增生性病变，增加全身和肾脏的抗病能力。显然，活血化瘀法对于改善慢性肾衰病人的临床症状，减轻氮质血症，防治心衰以及改善脂质代谢等有较好的疗效，从而有利于延缓肾衰竭的发展速度。

◆ 病案 1

吴某，女，70 岁。

因 1 型糖尿病肾病住院多次，历时多年，伴高血压、冠心病、下肢神经炎、视网膜病变等。本次住院因肾衰竭卧床不起，经西医救治多日未效。症见周身肿胀，睑肿不得睁眼，面色㿠白，腹胀如鼓，呕吐，便秘多天，尿闭点滴不通，口臭，神志朦胧。脉细弦近数，舌紫淡胖边有齿印，苔白厚腻中灰黄浊。检查：尿蛋白（+++），尿糖（++），血肌酐 876mmol/L，尿素氮 32mmol/L，血红蛋白 6.7g/L。曾服温脾汤及中药灌肠治疗未效。辨证：肾阳衰微，水瘀互结。急予温阳活血利水。处方：人参 10g、附子 12g、白术 10g、桂枝 6g、茯苓 15g、泽泻 15g、猪苓 15g、丹参 15g、桃仁 10g、牛膝 15g、吴茱萸 5g、石菖蒲 10g、远志 10g、生姜 3 片、红枣 3 枚。药进 1 剂，尿已通，再剂尿大利，呕吐止，神志清醒，大便通，肿消大半。继用附子理中汤调治症平。

◆ 病案 2

黄某，男，29 岁。

反复少尿浮肿半年，加剧伴呕恶 3 日就诊。病人曾住内科诊断为肾炎，经治改善自动出院。病情反复，近日加剧，周身高度浮肿，腹胀如鼓，脐凸，阴囊肿大透亮，乏力，动辄气促，泛呕，不能进食 3 日，便秘，尿量极少，由家属搀扶前来就诊。检查：尿蛋白（+++），红细胞（+++），血胆固醇 7.8mmol/L，甘油三酯 3.2mmol/L，血肌酐 534mmol/L、尿素氮 20.7mmol/L。脉沉细数，舌淡胖苔白厚腻浊中微黄，两手掌紫斑明显。诊断：慢性肾炎，肾病综合征，肾功能不全。中医辨证：脾肾阳虚，水渍血瘀。治宜温补脾肾，行气化瘀利水。处方：麻黄 6g、附子 10g、桂枝 6g、白术 10g、干姜 6g、草豆蔻 6g、厚朴 10g、大腹皮 30g、茯苓皮 30g、猪苓 15g、泽泻 15g、丹参 15g、桃仁 10g、益母草 20g。药进 6 剂后肿退大半，腹已小，脐不凸，阴囊肿消。继用黄芪附子八珍汤加益母草、仙鹤草、阿胶、鹿角胶等，水肿全消。唯尿蛋白（++），血肌酐、尿素氮尚偏高些，改用金匮肾气汤加人参、黄芪、当归、金樱子、芡实、丹参、益母草、六月雪、生大黄等调理善后。

（原载于《福建中医学院学报》2000 年第 10 卷增刊）

第三节 慢性萎缩性胃炎从虚、滞、瘀、热、毒辨治

慢性萎缩性胃炎多由慢性浅表性胃炎久治不愈发展而来（老年人生理衰退除外），是以胃黏膜腺体萎缩为病理特征的常见胃病一种，属中医"胃脘痛""痞满"等范围，其病机是本虚标实：虚为脾气虚、胃阴不足、脾胃气阴两虚，日久及肾虚；标实包括气滞（含肝脾或胆胃不和）、血瘀、湿热、毒变。其病位在胃，但涉及肝、胆、脾、肾，因此病情复杂，诊治有一定难度，疗程长。临床体会认为中医要突出辨证，结合辨病，抓住"虚"字为前提，同时辨其气滞、血瘀、湿热、毒变之有无及其孰轻孰重，结合现代胃镜下像及病理诊断，选择有效方药，可收到较满意效果。兹参考 2003 年重庆中国中西医结合学会消化专业委员会制定的诊治方案，结合临床体会，简述如下。

一、脾胃虚弱（含虚寒）证

本病既为慢性、萎缩性，即提示"久病必虚"之意。症见：胃脘隐痛、痞闷或胀、喜按（虚寒则喜暖）、食后闷胀、食少乏力、大便不实、或有腰背酸痛。脉细弱，舌淡或淡胖边齿印，苔薄白或白。胃镜下像：白相为主，或灰白。黏膜皱襞变薄变细，血管网显露，黏液偏多或稀。其病机以气虚为主，胃动力不足，血运障碍。治疗宜健脾益气，理气和胃，方取六君子汤合丹参饮，重加黄芪，脘胀加香砂，嗳气则舒加佛手、枳壳，涎多而清加吴茱萸、姜半夏，便溏加苍术、扁豆，腰背酸痛加菟丝子、川续断、狗脊，血管网显露加三七粉、地鳖虫等。

二、脾虚气滞（含肝脾或胆胃不和）证

本证常见该病早期阶段。症见：胃脘痞闷或胀，或胸脘气窒连胁，嗳气则舒，或见呃逆口苦，或反酸，纳呆乏力，便溏或结，脉细弦，重按无力。舌淡红苔薄白或薄黄。胃镜下像：黏膜白相为主，或见红斑，或有胆汁反流。此证乃因脾胃气虚，胃蠕动无力，气滞作胀；若土虚而木横，则可见脘胁不舒，嗳气可减，或反酸，或胆汁反流。治疗宜健运脾胃为主，佐以疏肝理气，方取

异功散合四逆散加减，胀甚加木香、砂仁、厚朴，痛甚加元胡、川楝子，胁痛嗳气加苏梗、佛手、郁金、香附，若泛酸加乌贝散，口苦胆汁反流加柴胡、郁金、枳实，或用大黄使之便泄、胆汁下行，便溏加苍术、山楂炭，便结加枳实、火麻仁或大黄，若黏膜有红斑小糜烂点，加用蒲公英、白及以清胃热而保护黏膜。

三、胃阴不足（含脾胃气阴两虚）证

本证多为热邪久蕴伤阴，或素食燥热之品发展而成，或进而脾气亦虚。症见：胃脘灼热痛，口干少饮，饥而厌食或食少，神疲乏力，或见五心烦热、便结。纯阴虚则脉细数，舌红少苔或光剥或裂纹，气阴两虚则脉细无力，舌淡红少苔。胃镜下像：胃黏膜变薄、黏液少，血管网显露，或见红斑充血小糜烂（此余热未清之象）。其病机乃余热之邪未清久而伤津耗液，胃失濡养，血运不佳、络阻作痛。治宜养阴益胃清余热，兼以和络止痛。方取一贯煎合芍药甘草汤加减，清余热用蒲公英、白花蛇舌草不伤阴，口干舌燥加石斛、天花粉，饥而少食用乌梅、麦芽、谷芽，兼气滞胁不舒加佛手、川楝子，便秘用火麻仁、枳实。以上皆凉柔甘酸不香燥之意。若气阴两虚去沙参、生地黄，用太子参、生黄芪。此外，均得加用丹参、三七粉以和络止痛。

四、脾胃湿热兼中虚证

此证临床多见于湿热之邪久蕴脾胃（即现代医学谓幽门螺杆菌感染），日久不得清除，反复不已，损伤脾胃。因此，本证以实热为主，兼有中虚，亦常见寒热错杂。胃镜下像：白相为主之外，尚有充血、糜烂、红斑、水肿等急性炎症之征，或黏膜粗糙、痘疹样（大者如疣）变，有脐凹，面覆黄白苔，重则有出血点。症见胃脘灼热胀痛、拒按、口苦口臭、口干不饮或少饮，纳少，食后痛增，便秘等。脉数无力或弦数或濡数，舌红或淡红、苔黄厚腻或黄白相兼。治疗宜重在清化湿热，和胃醒脾。方取半夏泻心汤或王氏连朴饮合三仁汤加减，若用芩连日久热邪不能清除，改用蒲公英、白花蛇舌草、甘松等清热醒脾，不犯苦寒伤胃；有气虚加生黄芪以扶脾胃之气，黏膜有糜烂者加白及、海螵蛸、浙贝母，有痘疹样变加赤芍、三七粉或鸡内金、莪术等，痛甚加金铃子散，呕恶加藿香、半夏，便秘加大黄以通下，釜底抽薪。

五、胃络瘀阻证

本证每因上述诸证型经久不愈，"久病必虚"，因虚而气滞血瘀，即"久病入络"之意，此证可兼见于各证型之中。胃镜下像：黏膜血运障碍，呈灰白色或灰暗色，血管网显现，或有瘀斑、瘀点。症见：胃痛有定处，痛如针刺或锥痛样，不喜按，或见黑便（大便隐血阳性），脉细弦或细涩缓，舌淡红不鲜或瘀紫色或有瘀斑。治疗本着"久病必虚""久病入络"本意，在原有证型辨证用药基础上加用理气活血化瘀之品，方如丹参饮、失笑散、三七粉，元胡亦可用上，丹参饮不用檀香用广木香则不香燥；气虚加参芪，阴虚用百合乌药散，便血加地榆炭、三七粉、仙鹤草等。

六、毒变证

现代医学认为本病日久，常并发胃黏膜上皮肠腺化生及异型增生，胃镜下像：可见胃黏膜凹凸不平，呈颗粒样增生或隆起，即质的变化，此为"毒变"。此证乃因湿热之邪（幽门螺杆菌感染）久蕴于胃，经久不能清除，损伤脾胃之气阴致虚，因虚而滞生瘀，瘀与湿热之邪久搏，结于胃中，而成"毒变证"，即癌前病变。该证必须靠胃镜早日发现并取样送病理检查确诊。本证的中医治疗原则是综合处理，扶正祛邪，两者并举，不可延误时机。扶正即健脾和胃、益气养阴；祛邪即清除湿热、理气散结。用药可在原辨证基础上，加用白花蛇舌草、半枝莲、蒲公英、三七粉、三棱、莪术、地鳖虫、九香虫，或用蜈蚣、全蝎、蟾蜍之类，以毒攻毒。

第四节　刘运耀治疗慢性胃病经验

一、辨证思路

刘主任根据多年临床经验，结合西医胃镜下表现，认为慢性胃病常见消化性溃疡、浅表性胃炎、萎缩性胃炎 3 种类型。

消化性溃疡是消化系常见病、多发病，刘主任认为该病属内痈（胃痈）范畴，即内脏痈疡。"溃疡"二字，《外科发挥》载溃疡，谓疮疡已出脓者。一切疮疡自溃或切开后，尤其是久溃不敛者，均称为溃疡。其证多虚……局部焮肿疼痛者，为内热未除，仍以清热解毒为主。"痈"字早在《黄帝内经》有述"营气不行，逆于肉理，乃生痈肿"，"痈者，壅也，痈肿状"。《黄帝内经·素问·病能篇》述："热聚于胃口而不行，胃脘为痈。"《圣济总录》认为胃痈"由寒气格阳，热聚胃口，寒热不调，血肉腐坏……"刘主任鉴此，早在 1990 年福州召开的全国第七届中西医结合消化疾病学术会议大会上首次提出"消化性溃疡从痈论治"的学术观点，认为病人每因劳倦损伤、饮食失调、情志损伤致运化失司、生湿生痰、气血生化障碍，胃壁防御力减弱。又因寒热之邪客胃腑、湿热邪毒（幽门螺杆菌）积聚，血肉腐蚀而成溃疡。

浅表性胃炎一般是胃病初始阶段，病因病机复杂，以胃脘痛或痞闷为主症，或兼胀满、反酸、呃逆、嗳气等，胃镜下以红相为主。本病常伴发糜烂、痘疣样改变，糜烂考虑为溃疡前期变化，因正气不足、黏膜生长不利，或因邪热郁结于内，则黏膜损伤、肌糜肉腐出现糜烂；有的局部红斑充血，严重时黏膜炎症增生发为痘疣改变。

慢性萎缩性胃炎指的是胃黏膜腺体萎缩，常由浅表性胃炎发展而来，胃镜可见黏膜变薄，血管网透见，或兼见红斑、黏膜粗糙、痘疹样变等，病理检查部分病例可伴发肠化、增生，是胃癌前病变，极大威胁病人的健康和生命。病症多由虚致实、虚实夹杂，虚分气虚、阴虚、气阴两虚，实有气滞、湿阻、热郁、痰凝、血瘀、毒变。其病必因虚而发，多由饮食、起居、劳倦、情志等因素导致脾胃功能紊乱所致，若反复发作、迁延不愈，则气阴两伤，气虚则御邪力弱、纳运失司，阴虚则荣养不足、黏膜萎缩，加上外受热毒，与痰凝、气滞血瘀互结为病，导致脾胃功能紊乱、升降失司。脾胃功能乃指脾主升、主运化，胃主降、主受纳。脾主升及运化功能，刘主任认为可泛指为现代医学所谓之肠吸收食物精华及转运功能。胃既不降、脾升有余，则肠之上皮逆行至胃，发生肠化之变异。故临证常表现为因虚致实、本虚标实、虚实错杂的复杂病机。

二、治法方药

对于溃疡，刘主任早在 1990 年提出"消化性溃疡从痈论治"并自拟验方研制成溃疡平胶囊应用。方中以黄芪、蒲公英为君，取攻补兼施、寒热并调之意，共举清热托邪、祛腐生肌之效。吴茱萸、黄连、海螵蛸、浙贝母为臣，吴茱萸、黄连取左金丸之意，泻肝火以制酸，海螵蛸、浙贝母协同制酸收敛、保护黏膜，且浙贝母清热化痰祛溃疡表面似痰样腐苔。延胡索、三七粉为佐使，共奏散瘀消肿定痛之功。经临床验证 43 例，溃疡愈合率达 81.3%。经福建省科学技术委员会立项研究，组织省地专家鉴定，认同疗效显著，并经福建医科大学动物药效实验证实治疗溃疡病效果。

浅表性胃炎临床可见胃痛、胃胀、痞满、呃逆、嗳气等症变化不定，论其病因病机可从寒论、从热论、从虚论、从实论、从气论、从瘀论等，病证复杂，故刘主任执简御繁，自拟"胃宁汤"，取邪去则胃自宁之意。方中蒲公英清热解毒祛邪为君，甘松理气醒脾为臣，白芍配甘草缓中止痛为佐使，甘草亦可补脾益气、调和诸药。方仅四味，兼能清热、理气、和胃、止痛，临证加减化裁，每收良效。胃胀者加木香、厚朴；呃逆加枳壳、半夏、竹茹；伴发痘疣者，加鸡内金磨化积聚、莪术破血化瘀以消积聚；若胃镜示有红斑，加黄芩或黄连；糜烂者加白及、乌贝散等。

萎缩性胃炎或伴有肠化，治法上刘主任强调扶正祛邪、标本兼治。自拟"胃萎灵"验方，方中以黄芪、党参、山药、玉竹益气养阴为君，茯苓、半夏祛痰燥湿，九香虫、失笑散、三七粉化瘀散结，蒲公英、白花蛇舌草清热解毒为臣，佛手、甘松理气柔肝，麦芽、谷芽助消化，白芍、甘草缓急止痛共为佐使，临床上常有效改善胃镜表现、逆转病理改变，现已制成膏方试用。

刘主任临床上还擅用半夏泻心汤治疗慢性胃病。此方是临床常用的和解之剂，主治寒热错杂之痞证。刘主任认为半夏泻心汤寒热互用以和阴阳，辛苦并进以调升降，补泻兼施以顾虚实，临床上常化裁应用于治疗镜下表现不典型，但反复胃脘痞闷胀塞、局部压痛不显之病例，每收验效。纵观疗效，舌象变化是重要客观指征，治疗前多为淡红或红舌，苔多为黄腻或黄白相间，治疗好转后转为淡红舌与薄白苔或薄黄苔。

三、病案举例

陈某，女性，50岁。

主诉反复胃脘闷痛2年，喜按，痞满，嗳气，偶有反酸，食欲减退，服西药时缓时发，近日行胃镜检查：慢性浅表性胃炎、萎缩性胃炎，胃窦痘疣状改变，散在隆起，部分表面糜烂。病理：慢性萎缩性胃炎，重度肠上皮化生，异型增生。幽门螺杆菌试验（+++）。刻下舌淡红，苔灰黄腻稍厚，脉细缓无力。刘主任认为病人胃脘闷痛喜按，伴痞满、嗳气，考虑脾虚胃弱、无以运化、气滞不舒；因正气不足、黏膜生长不利，遇湿热之邪侵袭、郁结于内，则黏膜损伤、肌糜肉腐出现糜烂；而脾胃功能紊乱、升降失司出现嗳气，久之则肠之上皮逆行至胃，发生肠化之变异。予半夏泻心汤加味：生黄芪30g、白术10g、茯苓10g、黄连6g、黄芩10g、干姜5g、木香10g、枳壳6g、厚朴10g、吴茱萸3g、佛手6g、鸡内金10g、麦芽15g、谷芽15g、莪术6g、丹参12g、地鳖虫6g、九香虫6g。以黄芪、白术、茯苓益气健脾，黄连、黄芩、干姜仿半夏泻心汤辛开苦降，木香、枳壳、厚朴、佛手行气消滞，黄连、吴茱萸取左金之意以制酸，鸡内金、莪术磨积聚，鸡内金、麦芽、谷芽增食欲，久病必瘀用丹参、地鳖虫、九香虫活血化瘀，服用10剂。

二诊：诉服用5剂时症状已减，但近日天热服用凉茶后出现反复，舌苔又厚，考虑脾虚有湿，又恐芩、连苦寒碍胃，去黄连、黄芩、吴茱萸，加蒲公英15g、白花蛇舌草30g、海螵蛸10g、浙贝母10g、以海螵蛸抑酸，浙贝母祛糜烂表面类痰样腐苔，服用20剂。

三诊：诉服用10剂后胃中舒适，舌苔渐退，但昨日聚餐时进食酸辣食物，今感冒又不舒且胀，舌苔再次增厚。刘主任认为前方既效，仍守原法，加神曲10g、莱菔子15g、以消除食积，服用5剂，不适症状缓解，去神曲、莱菔子，续用15剂。

四诊：病人未诉胃脘不适，舌淡红有紫气，苔薄黄，脉细缓，考虑湿热余邪未清，久病脾胃气阴两虚。改胃萎灵方加减：生黄芪 30g、党参 20g、白术 10g、茯苓 10g、法半夏 10g、山药 20g、玉竹 15g、蒲公英 15g、白花蛇舌草 30g、佛手 6g、甘松 10g、鸡内金 10g、莪术 6g、地鳖虫 6g、九香虫 6g、失笑散 10g、丹参 10g、三七粉 5g、白芍 10g、甘草 6g，服用 20 剂。

五诊：病人诉病情稳定，数月未发，煎药繁琐，要求停药，遂改膏方治疗，予胃萎灵膏每次 1 包三餐前半小时开水调服，服用 2 月。

六诊：诉无症状，病人再次要求停药，告知重度肠化为癌前病变，经再三说明，减量为每日 2 次口服胃萎灵膏，服用 1 月。之后减量为隔日口服胃萎灵膏，服用 1 月。再次减量为每周 2 次口服胃萎灵膏，之后病人自行间断不规则服用共 3 月。2014 年 7 月复查胃镜示慢性浅表性胃炎，幽门螺杆菌试验：阴性。

四、结语

慢性胃病临床极为常见，刘主任认为必须结合现代医学的检查手段，以胃镜表现及四诊合参，方能有的放矢。浅表性胃炎病程短，治疗见效快，而萎缩性胃炎伴肠化是癌前病变，病程较长，虚实夹杂，治疗周期需长。"久病必虚"，慢性胃病病人多有正气不足的情况，临证时还要注意顾护正气，有助于机体祛除病邪。"胃为仓廪之官，五味出焉"，胃病与饮食关系极大，服药治疗期间还需慎饮食、调起居，以防病情反复。

（原载于《福建中医药》2017 年第 2 期）

第五节　刘运耀治疗失眠经验

一、辨证思路

失眠是一种临床常见病症，有入睡困难、寐而不酣、时寐时醒、醒后不能再寐，甚至彻夜不寐等多种表现。祖国医学认为失眠主要病位在心，与肝、胆、脾、胃、肾等脏腑均关系密切。是由于多种原因引起心神失养或心神不安所致的病症，其病理变化总属阳盛阴衰，阴阳失交。

结合多年临床所见，刘主任认为青壮年所患失眠多因饮食不节，脾胃受损，宿食停滞，壅遏于中，胃失和降，阳气浮越于上、扰动心神而卧寐不安，即"胃不和则卧不安也"；或由过食肥甘厚味，酿生痰热，扰动心神而不眠；上述多属实证，病机为阳盛不能入于阴。脾胃的升降是全身气机的枢纽，中焦不和，心肾上下交泰之通路受阻，亦可成为失眠的原因。

而中老年人所患失眠，正如《难经》记载"老人卧而不寐，少壮寐而不寤者，何也？然，经言少壮者，血气盛，肌肉滑，气道通，荣卫之行不失于常，故昼日精，夜不寤也。老人血气衰，肌肉不滑，荣卫之道涩，故昼日不能精，夜不得寐也，故知老人不得寐也。"清代《冯氏锦囊·卷十二》亦提出"壮年人肾阴强盛，则睡沉熟而长，老年人阳气衰弱，则睡轻微易知"。其与阴虚关系密切，多因杂病日久耗伤阴液、或病后失于调养、或因五志过极、房事不节、过服温燥之品等使阴液暗耗，肾阴亏少，阴衰于下，不能上奉于心，水火不济，心火独亢；或肝肾阴虚，肝阳偏亢，火盛神动，心肾失交而心神不宁，多属虚证或本虚标实证，病机为阴虚不能纳阳。此外，尚有情志不遂，肝气郁结，肝郁化火，邪火扰动心神，心神不安而不寐；或思虑太过，损伤心脾，心血暗耗，神不守舍；或劳逸太过伤脾，致脾虚气弱，运化不健，气血生化乏源，不能奉养于心，以致心神失养而失眠；或年迈体虚，阴阳亏虚而致不寐；甚至有少部分病人因体弱阳虚、虚阳浮越所致的阴阳不交而出现失眠。但临床所见属于实热者较少见，常见病例均以中老年人所患之虚证或虚实并见之失眠多发，此亦符合中老年脏器功能渐衰之生理特点，而虚证或虚实夹杂证中尤以阴虚为病机关键。

失眠因实所致者，病程一般较短，治疗收效较快；因虚所致者，病程一般较长，病情复杂，治疗难以速效，兼之中老年人容易夹杂情志病变，使病证更加复杂，治疗难度增加。故治疗过程中还应重视精神调摄，避免不良情绪刺激，保持心情舒畅；注意生活规律，可参加适当的体力劳动或体育锻炼，劳逸结合；晚餐不宜过饱或过饥，杜绝兴奋性饮料，并创造良好睡眠环境，均有助于治疗尽早收效及疗效的维持。

二、治法方药

鉴于以上辨证思路，治疗方法注意在补虚泻实、调整脏腑阴阳气血虚实的基础上辅以安神镇静，以收全效。

刘主任治疗实证失眠常应用丹栀温胆汤或栀芩温胆汤加减以清化痰热、泻其有余。方中以牡丹皮、栀子、黄芩为君，共清肝胆胃之热，以除烦安神。半夏辛温，燥湿化痰，和胃降逆，竹茹取其甘而微寒，清热化痰，除烦止呕；半夏与竹茹相伍，一温一凉，化痰和胃，止呕除烦之功备，共为臣药。陈皮辛苦温，理气行滞，燥湿化痰；枳实辛苦微寒，降气导滞，消痰除痞；陈皮与枳实相合，亦为一温一凉，而理气化痰之力增；茯苓健脾渗湿，以杜生痰之源；均为佐使之药。另加枣仁养心阴、益肝血，夜交藤养心安神，合欢花舒郁柔肝、滋养肾阴，三药联用滋阴、养血、柔肝、安神，是治疗失眠的常用药物。诸药联合虚实并调，以实为主，痰热既清，少阳、阳明之气顺，枢机通利，阴阳相交之路通畅，神自能安。湿气较甚者可加入杏仁、蔻仁、薏苡仁分消三焦湿气；痰热较盛可联用胆南星、黄连；心火较盛时可加入竹叶、连翘、莲子心清心除烦；心神不宁时可联用龙骨、牡蛎重镇安神；肝阳偏亢时可加入黄芩、栀子清肝热，以及珍珠母、磁石潜镇肝阳；心肾不交可联用交泰丸；肝气郁结者可加入柴胡、郁金、玫瑰花、绿萼梅等疏肝解郁安神。

刘主任认为治疗虚证失眠应首先立足于治疗本虚，常用生脉饮或六味地黄汤加减以养阴安神、培阴涵阳，恢复脏腑阴阳气血平衡。生脉饮中用太子参益气健脾，生津润肺，为君药；麦门冬养阴清肺而生津，为臣药；五味子敛阴止汗，为佐药。三味药合用，共成补肺益气，养阴生津之功。六味地黄汤方中重用熟地黄，滋阴补肾，填精益髓，为君药；山茱萸补养肝肾，并能涩精；山药补益脾阴，亦能固精，共为臣药；三药相配，滋养肝脾肾，称为"三补"。配伍泽泻利湿泄浊，并防熟地黄之滋腻恋邪；牡丹皮清泄相火，并制山茱萸之温涩；茯苓淡渗脾湿，并助山药之健运；三药为"三泻"，渗湿浊，清虚热，平其偏胜以治标，均为佐药。六味合用，三补三泻，以补为主；肝、脾、肾三阴并补，以补肾阴为主。两方联用，则阴液得充，浮阳自敛，夜寐得安。养阴基础上辅以安神镇静，方中也常加入枣仁、夜交藤、合欢花三药养心安神配合之。临床应用时若见阴虚火旺之候明显可加入知母、黄柏、龟板滋阴清热或联用天王补心丹；肝气郁结者可联用丹栀逍遥丸疏肝解郁；心血不足时可联用归脾汤养血安神；兼有烦躁、心悸等症可联用甘麦大枣汤养心安神；心神不宁时可联用龙骨、牡蛎镇静安神；肝阳偏亢时可加入珍珠母、磁石潜镇肝阳；心肾不交可联用交泰丸。尚有部分温病后期阴血耗伤出现失眠者，可联用黄连阿胶汤、三甲复脉汤滋阴安神。

三、病案举例

马某，女性，47岁。

诉已夜不能寐1月余，伴有颈腰痛，平素工作不觉劳累、不畏寒凉，无其他不适。舌淡红、苔稍腻、脉细欠力。刘主任认为病人不寐伴腰痛，且脉细无力，符合肾阴虚表现，而工作烦劳不觉辛苦正是阳亢表现，病机属阴虚不能纳阳，予知柏地黄丸加味：熟地黄20g、山茱萸10g、山药30g、龟板（先煎）12g、茯神15g、泽泻10g、牡丹皮6g、知母10g、炒黄柏10g、枣仁（杵）30g、夜交藤30g、合欢花10g、杜仲10g、寄生15g、川续断10g、珍珠粉（分吞）2支，共3剂，水煎，温分二服，分别于午后及睡前服用。

二诊：病人诉睡眠较前明显好转，每夜能睡3~4h，腰酸减轻，颈部仍痛，以晨起时明显，考虑夹杂湿气，原方去知母、黄柏，加用威灵仙15g、羌活6g、独活6g、再服5剂，水煎，温分二服，分别于午后及睡前服用。

三诊：病人诉睡眠继续好转，每夜能睡5h许，颈腰仍稍疼，舌苔已退，继服二诊之方5剂，后续服用中成药"六味地黄丸"月余，诸症告愈。

四、结语

失眠对正常工作、生活及健康均有极大的影响，刘主任认为不寐是各种因素引起脏腑功能紊乱，气血、营卫失和，阴阳失交，阴不纳阳，阳不入阴而发，但在失眠证的辨证过程中，阴虚仍是病机关键，治疗过程也应注重从"阴"入手，调整脏腑阴阳气血，扶阴以制阳、扶阴以涵阳，结合临床个体辨证施治，方能收长久之功效。

（原载于《福建中医药》2018 年第 4 期）

第六节　刘运耀治疗痤疮经验

一、辨证思路

现代医学认为痤疮的病因一般与细菌感染如痤疮棒状杆菌的寄生、内分泌障碍如雄性激素水平增高、代谢紊乱如脂肪分泌旺盛、肠胃疾病等都有一定关系。

刘主任认为此病多发于青春期男女，由于气血旺盛、肝常有余、素体阳旺、营血偏热、络脉充盈，易出现气血郁滞而发病。现代人嗜食辛辣、油腻、肥甘厚味之品，或酗酒伤及脾胃，使中焦运化失司，助湿生热，湿热循足阳明胃经上蒸于面部体表，阻于肌肤而发本病。足阳明胃经起于鼻，交会鼻根处，向下沿鼻外侧，进入上齿槽，出来夹口旁，环绕口唇，向下交会于颏唇沟，向两侧至下颌角，向上经耳前、颧弓，沿发际，至额颅中部。其循行部位中口鼻、额部均是痤疮好发部位。肺主表，外合皮毛，肺经起于中焦，上行过胸，与手阳明大肠经相表里，若腠理不密，热邪乘机侵犯肺经，使肺经血热郁滞，则肺卫失宣，皮毛被郁，邪毒肺热蕴于肌肤，积热循手阳明大肠经上熏于面部，郁聚于毛孔则发本病。手阳明大肠经分支从锁骨上窝上行,经颈部至面颊,入下齿中，回出夹口两旁，左右交叉于人中，至对侧鼻翼旁，经气于迎香穴处与足阳明胃经相接。手阳明大肠经循行头面部位也较多，多为痤疮好发部位。《素问·上古天真论》曰："女子……二七而天癸至，任脉通，太冲脉盛……丈夫……二八，肾气盛，天癸至，精气溢泻，阴阳和，故能有子。"若素体肾阴不足，会导致女子二七和男子二八时相火亢盛，天癸过旺，阴虚内热而脸生粉刺。冲脉起于胞中，下出会阴，一支沿腹腔前壁，挟脐上行，经咽喉，环绕口唇。任脉起于小腹内胞宫，沿腹部正中线上行到达下唇内，环绕口唇，交会于督脉之龈交穴，再分别通过鼻翼两旁，上至眼眶下（承泣穴），交于足阳明经。女子经前及经期冲任精血旺盛上蒸面部，故行经期及经前期痘疮加重。从上述可知痤疮主要是由于阳明胃经热盛兼夹肺热及冲任血热所致。

该病临床上有"病程绵长，急慢性交替，此愈彼起，迁延难愈，反复发作"

的特点，故在辨证施治的基础上，要求病人加强生活调适，注意合理饮食，如适当锻炼，起居有节，减少熬夜，减少食用甘甜、油腻及辛辣刺激等食物，多食新鲜蔬菜、水果，多饮水等均有积极意义。

二、治法方药

结合以上辨证思路，刘主任在治疗上侧重清胃凉血、解毒消痈、活血散结，临床上常用清胃散为主方加减，方中黄连苦寒泻火，直折胃腑之热，是为君药；升麻甘辛微寒之品，一取其清热解毒，一取其引药上行之功，而为臣药，升而能散，可宣达郁遏之伏火，与黄连配伍，则泻火而无凉遏之弊，升麻得黄连，则散火而无升焰之虞。胃热则阴血亦必受损，故以生地黄凉血滋阴；牡丹皮凉血清热，当归养血和血，为佐药。升麻兼以阳明引经为使。诸药合用，共奏清胃凉血之效。

在原方基础上，刘主任加入金银花解一切疮疡疔疮肿毒，蒲公英入胃经清泻阳明之火，消疮毒、溃坚肿，而金银花得蒲公英其功更大，同时恐黄连苦寒伤胃时可以蒲公英替之。紫花地丁擅除头面疔毒，协同金银花、蒲公英加强清热解毒功效。赤芍、乳香、没药养血活血散结，除恶血养新血，消肿止痛。知母苦寒而不燥，既能清实热，又可退虚热，上能清肺，中能凉胃，下能泻肾火，助凉药清热泻火，又能生津润燥。该病于局部每夹有气滞湿阻，可导致湿聚成痰，可配用浙贝母、天花粉清热化痰散结，可使脓未成即消，刘主任认为天花粉可使痘疮内增液，随即软化，易于透出。

临证时若伴有脓头者，可加皂角刺、白芷消肿排脓；若胃火旺盛以致口气热臭，舌红苔黄配以石膏清胃泻火；若痤疮红肿痛甚，热毒重者，可加连翘、紫花地丁、野菊花等以加强清热解毒之力；若痤疮伴有痒感，可加苦参、苍耳子、地肤子等清热燥湿；便秘者，加大黄以泻热通便或火麻仁润肠通便、通降腑气；若男女肾阴不足、虚火上炎可加女贞子、墨旱莲滋补肾阴，二至丸有西医的雌激素之功效，有助于平衡内分泌，加强药物疗效；痤疮逐渐消退，留有痘痕，酌加僵蚕、白蒺藜、三七粉消除痘痕。

患痤疮者，病在上，嘱先进食后服药。每日 1 剂，加冷水超过药面 2~3cm，浸泡 1h 后，先用武火煎沸，再用文火煎 20min，滤取第 1 次药液，然后加热水与药面相平，依上法煎煮，取第 2 次药液，将两次药液混匀，分早、晚于餐后 1h 温服。配合饮食控制，病人多可在 1 周内局部痛痒感明显减轻，不再出现新发疮疹，但面部陈旧性瘢痕多需要月余时间方能逐渐淡化。

三、病案举例

夏某，女，21 岁。

病人面部痤疮多年，现痘疮部分色暗，伴有脓疱结节，以前额、两颊、口周明显，面痒，时有便秘，月经推迟，经色偏暗，量少，经前经期痘疮加重，脉细近数，舌红尖赤苔黄。拟诊：阳明经蕴热。用清胃散合仙方活命饮加减：升麻 6g、黄连 5g、生地黄 15g、牡丹皮 6g、赤芍 15g、桃仁 5g、金银花 15g、紫花地丁 15g、黄芩 10g、枇杷叶 15g、天花粉 15g、皂角刺 10g、乳香 10g、没药 10g、苍耳子 10g、地肤子 12g、甘草 6g，服用 5 剂。

二诊：面痒好转，但腹痛则便，日一次，月经将至。同上方去桃仁，加木香 10g、当归 10g、黄连改 6g，共 4 剂。

三诊：半月后诉未再生新痘疮，无痒感，月经已净，白带正常，舌红苔薄黄。结合舌脉，其胃火已清大半，去苦寒之黄连改用蒲公英。同上方去苍耳子、地肤子、黄连，加蒲公英 15g、女贞子 10g、墨旱莲 15g，再服 7 剂。

四诊：面部无生新痘，仅余暗红色瘢痕，同上方去天花粉、皂角刺、木香、墨旱莲、金银花、乳香、没药减量为 6g，加三七粉 5g 加强活血化瘀，服用 10 剂。

五诊：面部少许瘢痕颜色较红，脉细数，舌淡红苔薄白。同上方加女贞子 10g、墨旱莲 15g，续用 7 剂。经上述治疗 1 月余，电话随访病人述已向愈，嘱注意饮食清淡，忌食油炸酸辣，起居规律不可熬夜。

四、结语

痤疮在古医籍中多称为"肺风粉刺""酒刺""面疮"。历代医家对其病因病机有不同的认识，治疗方药也各不相同。刘主任以痤疮好发部位归经为根据，从阳明胃经入手辨证论治治疗痤疮，结合女子经期的生理特点，以清胃散为主方加减化裁，兼夹肺热者辅以清肺解毒，伴有冲任血热者辅以清热凉血、调和冲任……经临床多年验证，疗效显著。

第七节　刘运耀治疗月经病经验

一、辨证思路

月经是女性独特的生理现象，与天癸、脏腑、气血、经络关系密切。月经病是指月经周期、经期、经量的异常或伴经色、经质的异常；月经的非生理性停闭；以及伴随月经周期，或于绝经前后所出现的有关症状为特征的一类疾病。

刘主任认为月经病与肝肾、气血及冲脉关系最为密切。《黄帝内经·素问》第一篇《上古天真论》中就指出妇人月经与天癸（肾气）的关系，妇人经水出于肾。肾为先天之本，元气之根，主藏精气，是人体生长、发育和生殖的根本，而肾主藏之精气又为化血之源，直接为胞宫的行经、胎孕提供物质基础，肾气充足，方能有化生月经的源泉，故调经之本在于肾；妇人纯阴，以血为本，以气为用，气血是化生月经的基本物质，气血充盛，血海按时满盈，才能经事如期；妇人易受情志影响而致病，故与肝脏关系密切，肝有藏血和调节血量的功能，主疏泄而司血海，其气机调畅是经血排泄通畅有度的重要条件；其他如冲为血海之调摄、督带约束经血、胃腐熟水谷、脾脏生化气血，均有一定的影响。

鉴于上述生理功能，针对月经病的治疗，刘主任认为应强调治本以调经，治本之法为补肾滋肾、疏肝养肝、调理气血。补肾以填精养血为主，佐以助阳益气之品，使阳生阴长，精血俱旺。疏肝在于通调气机，以开郁行气为主，佐以养肝之品，使肝气得疏，气血调畅。气血来源于脾胃之生化，补肾、疏肝、健脾胃寓于调理气血之中，使气血充盛则源盛流自畅。同时注意结合月经周期不同时段区别对待。行经期经血流失，治疗上注重补血补气；经后则养血培补肾阴以帮助有形之黏膜修复；排卵期加强养血补肾化瘀以促排卵；经前给予养血温补肾阳以温煦和推动黏膜化生。在月经周期的基础上结合病人症状、舌脉情况辨证施治。

● （一）月经后期、经量过少

刘主任发现，近年来本地临床诊治病人症情结构较以往有较大变化，月经先期、经量过多、崩漏病人明显减少，就诊病人大多为月经后期、经量减少、色暗，甚则闭经。追溯病因，可能与现代人们生活方式改变关系密切，如嗜食辛辣烧烤、深夜不眠、不事劳作，导致阴伤血亏、气滞血瘀而起病。

月经后期、经量过少临床上常与肾虚、气血不足、气滞血瘀、宫寒等有关，其因有先天禀赋不足、房劳过度、或屡次堕胎（人工流产），伤精耗血，肾精亏损；或因饮食劳倦、思虑过度，损伤脾气，脾虚化源不足，则精亏血少，冲任气血不足；或因经期产后、感受寒邪，或过食生冷以致宫寒血凝；或因七情内伤、气滞血瘀，上述诸因导致冲任气血不畅，血海满溢不多而发病，迁延不治可发展为闭经。

因妇女以血为本，临床上常用四物汤为主方，本方是中医补血、养血的经典方剂，方中熟地黄甘温味厚而质柔润，长于滋阴养血，为君药，当归补血养肝、活血调经，为臣药，佐以白芍养血柔肝和营，川芎活血行气、调畅气血。其中地、芍为阴柔之品，与辛温之归、芎相配，则补血而不滞血，活血而不伤血，四药配合，功能养血活血，可使营血调和，因此血虚者可用之补血，血瘀者用之以行血，构成既能补血，又能活血调经之方剂。方中可酌加益母草、鸡血藤以活血调经、促进宫缩，用量上经前宜大，经后引药下行量要小；常联合五子衍宗丸补肾益精，精气足则经水自来；若伴有两胁作痛、乳房胀痛、情志不舒等肝气郁滞表现，可联用逍遥散、柴胡疏肝散疏肝解郁，若出现潮热口干、烦躁易怒等郁热表现，可联用丹栀逍遥散疏肝清热；兼有神疲乏力、食少便溏等中气不足表现可联合四君子汤益气健脾；出现舌苔厚腻、大便黏滞，或肥胖体丰等痰湿阻滞症状可联用苍附二陈汤燥湿化痰；经前期常联合右归丸温补肾阳，经后期常联合左归丸滋补肾阴；经潮前期伴血块明显、下腹刺痛者可用桃红四物汤；兼小腹冷痛、刺痛伴血块者可联用桂枝茯苓丸、温经汤。

● （二）其他类型月经病

月经先期、经量过多与气虚、血热相关，因中气不足、冲任不固、血失统摄，或热扰冲任、迫血妄行而致，临床上尤其以血热常见，予丹栀逍遥散加味颇具验效，方中可酌加仙鹤草、茜草、地榆炭收敛止血；女贞子、墨旱莲滋阴补益肝肾；益母草加强子宫收缩。亦可予栀芩四物汤去川芎加二至丸、归脾汤、圣愈汤应用。

月经先后无定期与肾虚、肝郁相关，若因肾气不足、血海不充，或肝气不舒、气血失调，导致冲任失调、血海蓄溢失常，可予黑逍遥散应用，方中逍遥散疏肝解郁，熟地黄加强滋阴养血功效，共奏养血疏肝，健脾和中之功。肾虚者可用归肾丸治之。

经期延长有气虚、血热、瘀血等所致。因中气不足、冲任不固、不能制约经血，或热迫血行、冲任不固，或肝气郁结、气滞瘀阻冲任而致，可用丹栀逍遥散、胶艾四物汤加参芪、蘧茹丸加三七、益母草。

经间期出血是因脾肾两虚、湿热扰动、瘀血阻遏，使阴阳转化不协调而发生；崩漏常以肾精亏损、中气不足，血失统摄，或热迫血行、血不归经，致冲任不固而发；病虽不同，病机相似，异病同治，临床上常用蘧茹丸、胶艾四物汤加参芪及补肾之品，如山茱萸、菟丝子、山药等。

闭经多为月经后期、经量过少的严重阶段，常有肾气亏损、气血不足、气滞血瘀、痰湿阻滞的原因，尤其是宫寒和痰湿的情况多见。治疗上可参考月经后期、经量过少的用药。

二、病案举例

王某，女性，16 岁，体型肥胖。

主诉月经不调，常 2~3 个月来潮 1 次，色暗有血块，伴乳房间歇性胀痛，久站则腰酸，腋毛及阴毛较稠密，平素性情急躁，伴口苦。曾查激素 6 项提示睾酮偏高，西医诊断：多囊卵巢综合征？刻下舌红，苔灰腻，舌下静脉粗长，脉弦滑。刘主任认为病人素体肥胖，痰湿内盛，则中焦气机阻滞，且平素性情急躁，肝失疏泄，气血通行受阻，瘀血渐生，湿阻日久，浓聚成痰，郁而化热，气滞、痰凝、血瘀闭阻胞宫，而成肝经湿热挟痰挟瘀之证，卵泡无法顺利排出遂出现月经不调。予加味逍遥散合苍薏二陈汤加味：柴胡 6g、郁金 10g、香附 6g、丹参 15g、当归 10g、赤芍药 15g、川芎 10g、桃仁 6g、红花 6g、茯苓 10g、法半夏 10g、胆南星 6g、黄芩 10g、胆草 6g、益母草 15g、牛膝 10g、茺蔚子 15g、炒薏苡仁 30g、苍术 6g、莪术 6g。方中加味逍遥散疏肝理气、健脾养血、活血化瘀，苍薏二陈汤燥湿健脾、理气化痰，方中加入黄芩、胆草清泄肝经湿热，茺蔚子活血通经，牛膝引药下行，莪术行气破积、引领药物冲破气滞、痰凝、血瘀之闭阻，服用 4 剂。

二诊（2017 年 8 月 1 日）：诉月经未来，但口苦、性急、腰酸等症明显减轻，但服药后大便溏泄，遂原方去桃仁，改泽兰 10g 继续加强活血调经、利水消肿，苍术加至 10g、去黄芩、胆草防其苦寒伤正，加三棱 6g、加强破血行气，加鸡血藤 30g、既助通经活络，又能补血调经，继服 5 剂。

三诊（2017 年 8 月 13 日）：诉二诊服药后第 2 日月经即来潮，色红，量正常，约 9 日净，刻下舌红，苔中根灰腻厚，脉弦滑稍数。去红花、牛膝、茺蔚子，改赤芍为 10g、川芎为 6g、加陈皮 6g，继续疏肝理气、健脾燥湿、活血调经，服用 12 剂。

四诊（2017 年 9 月 24 日）：诉因故未继续服药，本月月经于 15 日自行来潮，量少、色红、有血块，伴腰腹疼痛（不剧），现已净。刻下舌红，苔中根薄黄，脉细滑。改苍薏二陈汤为温胆汤，经后加用女贞子 10g、菟丝子 15g 补益肝肾。目前舌脉均明显好转，月经功能已渐恢复，仍需继续药物调理，及生活调摄。

三、结语

月经是女性重要的生理变化，与带、胎、产关系密切，尤其现代社会，妇女普遍饮食不规律、生活工作压力大，月经病发生概率高，应引起进一步的重视，在治疗的同时，慎饮食、调起居，方能顺应天时、阴阳协调、体用和谐、身心健康。